JN252696

緩和ケアの壁にぶつかったら読む本

西 智弘 著
川崎市立井田病院 かわさき総合ケアセンター
腫瘍内科/緩和ケア内科

中外医学社

まえがき

緩和ケアが世の中に広まるのに，あと何十年の年月が必要なのでしょうか．

これは，私自身がまさにいま直面している「壁」と言えるかもしれません．確かに，世の中の流れとしては，2006 年にがん対策基本法が成立してこの方，様々な施策が打たれ，拠点病院や緩和ケアセンターは整備され，緩和ケアを学ぶ医療者も増えてきてはいます．私が医師になった 2005 年に比べれば，モルヒネの使い方が上手になったり，亡くなる直前まで大量輸液を続けて，患者さんを「陸で溺れさせる」といった例がなくなったり，現場は少しずつ良くなってきていることも確かだとは思います．しかし，患者さんや家族が実感する，がんやその他の生命を脅かす疾患に伴う苦痛・苦悩は，ちっともよくなっているようには思えないのです．「痛みがとれる」とか「苦しまずに済む」といった苦悩は少なくなっても，これまではあまり耳にしなかったような新たな苦悩が出てきたりと，イタチごっこを繰り返しているかのような無力感を感じているのです．時に，「緩和ケアはもう十分に全国に広まりつつある」といった言説を耳にすることがありますが，私にはまったくそのようには思えず，むしろ一定のところで停滞している，そしてその停滞を突破するカギがみつからずに同じ場所を回遊しているような苛立ちを感じているのです．このまま回遊を続けて，それに慣れてしまえば，日本の緩和ケアは何十年たっても世の中に広まってはいかないのでしょう．

この壁を突破するカギはいったいどこにあるのでしょうか．「人間が，どうすれば苦悩を最小限に，幸せに『生ききる』ことができるか」は，私の医師として，人間としての生きるテーマですが，それはつまり「哲学」を考えることに他なりません．緩和ケアと医学と哲学，この 3 つを組み合わせて考えること，そしてそれを本書に著すことが，この「壁」を突破するひとつのカギかもしれません．

本書を読んでいただく前に，私のバックグラウンドや私が勤務する川崎市立井田病院の診療システムを少し知っていただいたほうが，内容の理解がスムーズかもしれませんので，簡単に自己紹介をさせて頂きます．

私は，北海道に生まれ，北海道大学医学部時代に出会った「家庭医療」に魅せられて，北海道室蘭市にある北海道家庭医療学センターを中心とした研修に入りました．そこで，ローテート研修をしたホスピスにて緩和ケアの魅力に出会い，今後の専門を緩和ケアに定めて神奈川県にある川崎市立井田病院にて緩和ケアと在宅医療の勉強を始めました．その後，栃木県立がんセンター（宇都宮市）で抗がん剤を中心とした腫瘍内科の研修をしたのち，また川崎市立井田病院に戻り，緩和ケアチーム専従医を経て，現在は腫瘍内科専従医，というキャリアを積んできています．また，本書の中にもちょっと出てきますが，いわゆるがんの「非標準的治療」のクリニックで勉強をしていたこともあります．家庭医療からスタートし，緩和ケア，腫瘍内科そして非標準的治療まで，というキャリアはちょっと異色かもしれません．

また，川崎市立井田病院のシステムでは，腫瘍内科・緩和ケア・在宅部門を，ひとつの科（ケアセンター科）で担当しています[1)]．抗がん剤を始めて，外来で診て，緩和チームが介入して，緩和ケア病棟で診て，そして在宅で看取ることまで全て自分一人で行うことだって可能です（実際にはチームで診療しますが）．なので，患者さんや家族にとっては，抗がん剤を始めてから最期のときまで，科が代わって引き継がれるという煩わしさに悩まされることはありません．私たちがあなたと最期まで一緒にいますよ，と言えるこのシステムは，現センター長・病院理事である宮森正先生が考案し，構築したものです．とても先見性に優れたシステムで，私が患者さんにとって本当によい医療システムとは，と考えるときの礎になっています．

哲学については，ハイデガー，カント，ニーチェ，ヒューム，ソシュール，レヴィ・ストロース，フッサールなどから孔子，老子なども学びましたが，そこまで深く研究した，というほどのことではなく，本当の哲学者からすれば私の考えなど浅はかなものでしょう．だから，逆にいえば，本書ではこういう先人たちが述べた難解な哲学用語などはほとんど出てきませんので，そういうのが苦手な人でも安心して読み進めてください．

本書では，緩和ケアの現場でぶつかるであろう「壁」について扱います．ただ，「壁」といっても「モルヒネを使ってもうまく痛みが取れない」とか「薬物依存があるかもしれないけど，どうしたらいいんだろう」というような，症状緩和や薬物に関する話は取り扱いません．それも確かに，悩ましいひとつの「壁」でしょうけれども，ここではより「答えの出しにくい」領域についての話に絞っていこうと思います．何せ「哲学」がテーマですからね．

本書は緩和ケアを学び始めたばかりの医師，看護師，学生や数年間実践している中堅クラスの医療者に向けて書いています．ただ，ここでいう「緩和ケアを学び始めた」というのは，将来緩和ケアを専門にやっていこう，という方だけではなく，家庭医の方々や他の科のドクター，一般病棟の看護師や他の医療職の方々もそうです．何しろ，緩和ケアは全ての医療者が身に着けるべき基本的な技術・考え方なのですから．そしてもちろん，もうすでに緩和ケアの現場で十分に学び実践された諸先輩方にも，自分が乗り越えてきた「壁」を想い，本書を開いていただけることを期待します．

本書を読んでいただき，多くの医療者の方々が，緩和ケアでぶつかる「壁」を乗り越えるヒント，また考えるための枠組みを得られるきっかけになることを祈っております．

※本書中には多くの患者さんのエピソードが出てきますが，そのほとんどはフィクションです．モデルとなるケースはありますが，それらの設定を組み合わせた上，患者さんの背景も変えてあります．その点ご了承の上，お読みください．

※本書は，エビデンスに基づく部分と，完全に私個人の私見に基づく部分が織り交ぜられて書かれています．エビデンスに基づく部分はできる限り引用を示していますが，一部にはエビデンスの内容と逆行するような意見もございます．本書をご覧いただく際は，全ての内容が一般化可能性の高い知見ではないことをご注意の上お読みください．

■文献

1）西　智弘，ら．腫瘍内科と緩和ケアを統合した研修プログラムの実際．Palliat Care Res. 2015; 10: 920-3.

maggie's

tokyo project

本書は「maggie's tokyo project」の理念に賛同し，その活動を支援するため，売り上げの一部を同プロジェクトに寄付しています．

プロジェクトの詳細や活動，理念は p.193 でもご紹介しておりますが，詳しくは maggie's tokyo project Web サイト：http://maggiestokyo.org/ をご参照ください．また，この Web サイトではプロジェクトへの寄付を募っており，以下の手続きでプロジェクトへの寄付を行うことも可能です（本書発行後に手続き方法の変更の可能性があるため，念のため必ず上記 Web サイトをご覧いただくか，事務局へ直接お問い合わせください）．是非，多くの方のご支援をよろしくお願いいたします．

お振込み

【銀　行】

みずほ銀行市ヶ谷支店普通 2281171　トクヒ）マギーズトウキョウ

【ゆうちょ】

記号　10080　番号 48470541　トクヒ）マギーズトウキョウ

尚，ご寄付を頂ける場合，①お名前，②メールアドレス・連絡先，③お振込金額，④お振込み日，を donate@maggiestokyo.org へお知らせ頂ければ幸いです．

緩和ケアの壁にぶつかったら読む本 目次

1章 医療の呪縛という「壁」 1

2章 「いい死に方」にとらわれる「壁」 39

5章 意志決定をするときの「壁」 119

6章 早期からの緩和ケアの「壁」 149

7章 緩和ケアにおける医療安全の「壁」 179

8章 バーンアウトの「壁」 195

コラム

Chapter 01

1章 医療の呪縛という「壁」

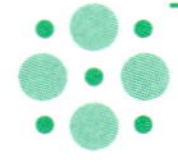

緩和ケアの現場でぶつかるたくさんの「壁」

「痛いよ，痛いよ…．何とかしてくれよ…」

医療の現場に出たとき，様々な「痛み」に悩まされる患者さんを前に途方に暮れた経験はないでしょうか．いろいろ薬を出してみても痛みがとれない，体の痛みがとれたと思ったら今度は「不安で夜も眠れない」と言われる，それも解決したら次は「私はこれからどうやって生きていけばいいのでしょうか」と問われる…．

そこであなたは，

「こういう苦しみにうまく対処できないのは，自分が緩和ケアをきちんと学んでいないからだ！」

と思い立ち，緩和ケアを学ぶための門をたたく．しかし，そこに待っていたのは…．

緩和ケアは，世界中，そして日本においても，全ての医療職が身につけるべき基本的な考え方，技術です．そして，病に苦しむ全ての人々へ緩和ケアが届けられるように，がんや，その他の命にかかわる疾患を診る医療者は，緩和ケアを単に「知っている」というレベルから「実践できる」というレベルまで身につけることが求められてきています．

緩和ケアを学ぶとき，いろいろな研修会や教科書をみながら実地で学ぶ，あるいは緩和ケアを専門に診ている病院へ研修に出る，など様々な方法をとられるでしょう．学ぶつもりがなくても臨床の現場では突然実践を求められ，やむを得ず緩和ケアを学ばざるを得なくなった，という場合もあるかもしれません．しかし，そのいずれの場面においても，多くの方が「壁」にぶつかっていきます．

あなたがこの本を開いているということは，今まさに何らかの「壁」にぶつかっているからかもしれません．それとも，もう長く学んでいるのにそれでも越えられない「壁」があるからでしょうか．緩和ケアの現場で，多くの医療者がぶつかる一筋縄ではいかない様々な「壁」．それは例えば倫理的な問題だったり，これまでの医療の常識を覆されるような経験だったり，自分の死生観が揺らいでしまうような経験だったりします．でも，そういった「壁」に対してどうすればいいか？　はあまり問題にされてこなかった気がします．もちろん，いろいろと悩みながらも経験を重ねて，自分なりに壁を乗り越えていける方も多いのです．しかし，中にはやはり，壁を乗り越えたつもりが乗り越えられていない，例えば答えのない問いに唯一絶対の答えを求めてしまったりとか，その「答え」を患者さんに押し付けてしまったりとか，自分の中での「常識」で突っ走ってしまったりとかで「よし」としてしまう方もいます．「壁」を乗り越えられていないことは自覚していないので，結果として，スタッフや患者さん・家族との軋轢が生じたり，「あの患者は受け入れが悪い」と陰性感情を抱いたり，そもそも緩和ケアなんて意味ないんだよ！　と爆発したりとか，まあ，あまりよい結果は生まないわけです．

じゃあ，なぜ「壁」にぶつかるのか？　自分だけが悪いのか？　他の人は「壁」にぶつかっていないのか，となると，やっぱり他の人も他の場所で似たような「壁」にぶつかっているのです．それでは，その多くの方がぶつかっている「壁」について具体的な例を挙げながら，そこにどういう考え方の問題があるのか，どうすれば乗り越えられる可能性があるのかということについて「しかし，そこに待っていたのは…」の続きを一緒にみていきましょう．

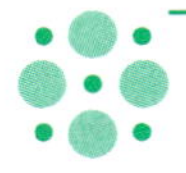

自分も「壁」にぶつかってきた

なんだか偉そうな書き出しで始めましたが，自分も研修医のころから多くの「壁」にぶつかってきましたし，今だってぶつかっています．病棟や在宅で「これは難しい問題だなあー」と頭をかしげるのは日常茶飯事です．

私が緩和ケアの現場で最初に指導医とぶつかったのは，ある高齢の患者さんの件でした．その方は肺癌で，肝臓や骨に転移をしており，私が当時短期研修していた緩和ケア病棟で療養していました．毎日ご家族が付き添い，私には穏やかに療養しているように見えましたが，ある日，「患者さんが昨日から下血をしている」という報告が看護師からありました．見ると黒色のタール便です．患者さん本人は意識もやや朦朧としており，苦痛は感じていないようでしたが，家族はオロオロしています．

私は，

「これは緊急内視鏡をすべきではないか，なぜもっと早く教えてくれなかったの」

と看護師をなじり，指導医に報告しました．当然，

「おお，それは大変だ．胃潰瘍かもしれない．早く胃カメラをして止血してもらおう」

と返事があるかと思いきや，

「先生，このまま経過をみましょう」

とおっしゃるではないですか．私はびっくりして，

「でも，この患者さんは肺癌ですよ．胃や腸には病気はないはずじゃないですか．いや，もしかしたら何らかの転移巣や浸潤が腸管にあるのかもしれない．とにかく，胃カメラをして原因をつきとめれば救命できるかもしれないんですよ」

と詰め寄りましたが，指導医の先生は穏やかな，しかし若干の苦渋の色を浮かべた顔で，

「これまでこの病棟で長く療養してきて，ここにきて最期の時間をバタバタと荒らすつもりですか」

とおっしゃられました．

それでも私が納得できない，と睨むもので，指導医の先生は「まあ，私に任せておきなさい」と言い残して，家族へ説明に行ってしまいました．

結局，その患者さんは家族に見守られながら数日後に亡くなりましたが，私は最後まで「絶対におかしい」「こんなのが緩和ケアというなら緩和ケアは医療じゃない」「きっと本当の緩和ケアがここではないどこかにあるはずだ」とイライラしていました．そして，ずっと付き添われていた患者さんのご家族が「本当にお世話になって，ありがとうございました」と満足げな表

JCOPY 498-05716

情をされていたのも，私のイライラを助長しました．「あなたたちはウソの説明を受けているんだよ．本当はもっと長生きできたかもしれないのに！」と．

あなたなら，この場合どうしますか？　もし仮に私が緊急内視鏡をしていたら，「おかしい」と私を非難しますか？

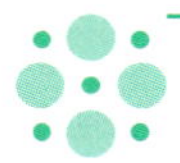

境界はどこにあるのか？

これが一般の内科や救急の現場であれば，そんなに問題になることはありません．大量に下血していて上部消化管からの出血が疑われるのであれば，補液と採血のオーダーを出し，胃管を入れて出血量をモニターしつつ，緊急内視鏡で止血を図るでしょう．場合によっては血管塞栓術や手術が必要になることもありますが，少なくとも「何もせずに様子をみる」という選択肢はほとんどないと思います．

これが，緩和ケアの現場になった途端，「胃カメラはしなくてもいいんじゃない？」となるのはなぜでしょうか？　もう患者さんの先が長くないからと諦めの気持ちになっているのでしょうか？

同じような状況は他にもあります．

- 食欲が低下してきたので採血をしたら低ナトリウム血症がみつかったので，低ナトリウム血症の原因検索や数値のフォローのために検査を連日出す
- 血液検査をしたらヘモグロビンが低下していたので，輸血 2 単位を出す．その後も毎週検査してヘモグロビンが下がるたびに輸血をオーダーする
- 食事がだんだん取れなくなってきたので，必要カロリーを計算し，経鼻胃管を入れて栄養剤の投与を開始する

などなど．こういったことだって，一般的には特に問題にならないのに，緩和ケアのセッティングになった途端に，「そこまでやる意味あるんですか？」と周囲から責められたりするのは不思議だと思いませんか？

逆に言えば「そこまでやる意味あるんですか？」の「そこまで」って，どこまで？　と思いません？　聞き返してみたらいいと思いますよ．明確に答えられる医療者がどのくらいいるか．じゃあ，患者さんが食べられなくなったとき，経鼻胃管はダメだけど高カロリー輸液はOK？　それもダメなら末梢点滴は？　低ナトリウム血症は治療しないけど高カルシウム血症は治療するのですか？　頭部CTは撮影しないけど胸部レントゲンくらいなら撮影してもいい？　とか．それらのどこに境界があるんでしょうか．

他の病棟では，そもそも「そこまでやる意味…」なんて言われもしませんでした．私が医師になりたてのころやそれ以前は，患者さんが食べられなくなったら胃瘻か点滴（高カロリー輸液）は当たり前だったし，採血は何となく週に2回はオーダーするものだったし，心肺停止すれば気管挿管して心臓マッサージという処置をほとんどの患者さんに行っていました．人生の終末期は多くの方が点滴や挿管チューブなどで管だらけになり，「スパゲッティ症候群」と揶揄されるような状況でした．それは，病院によっても違いはあるでしょうが，ある程度昔であれば多くの病院が似たような状況であったと思います．

その状況が変わってきたのは，1990〜2000年代に「尊厳死」の言葉が社会的に広まってきたころからでしょうか．自分の病気が治る見込みがなく死期が迫ってきたときに，いわゆる人工呼吸器や心肺蘇生，胃瘻栄養や種々の侵襲的処置の中で無意味（と思われる）延命治療を断るという方が増えてきました．それに伴って，医療者側もがんや老衰などの終末期において，無理に延命治療を勧めるのではなく，「自然な最後を迎える」という選択肢を示すケースが増えてきたように思います．

そういった，回復の見込みが乏しい患者さんへの蘇生・延命処置を控えることをDNAR（Do Not Attempt Resuscitation）と呼びます．患者さんが入院してきたときに「あの患者さん，DNARとった？」という会話が医療者間で交わされることがありますが，そこで医療者が思っている延命処置はイコール「人工呼吸器と心肺蘇生」だと思います．では，人工呼吸器と心肺蘇生は「無意味な延命処置」に入るのに，胃瘻栄養は，点滴は，種々の検査は

「無意味」ではないのでしょうか.

ここで私が思うのは，多くの医療者は，何が無意味で何が無意味ではないかを，日常的にはほとんど考えてこなかったのではないかということです．つまり，何となく社会情勢や常識と呼ばれるものが変わってきた，それに伴って臨床の現場も変わった．周りが変わったから受動的に自分たちも変わった．つまり，医療者が自ら考えて自ら動いた結果で変わったわけではないのではないかと．20年前には全然常識ではなかった，終末期の患者さんに延命処置をしないという選択をすることは，今となっては当然の価値観のように扱われ，20年前のことなど誰も覚えていないかのようです．

「そこまでやる意味あるんですか」の「そこまで」も，結局は「(現在の常識的に考えて) そこまで」であり，その常識がつくられてきた歴史的背景や意味づけを顧みることがないから，緩和ケアの現場でどこまではやってもよくてどこからは差し控えることが普通なのか，というのがわからないという「壁」にぶつかるのかもしれません．

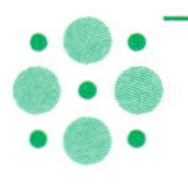

医療の呪縛

緩和ケアは治癒が困難となった疾患を抱える患者さんに対して「命の長さを延ばすことも，縮めることもしない」医療であるとされています．

「命の長さを延ばすこともしない」という部分をとらえて「緩和ケアでは，検査とか治療とかは何もしてくれないのですか」と，患者さんや家族に問われることもあります．もちろん，緩和ケアの現場で患者さんに対して全く「何もしない」ということはなく，必要に応じて血液検査やレントゲン撮影もしますし，輸血や腹水の排液なども状況に応じて実施することはあります．

ただ，「どこまでやるべきか」という部分について，私たちは常に悩まされますし，「そこまでやる意味あるんですか」の意見と「これをやらないわけにはいかないでしょう」という意見とで，しばしば病棟でのカンファレンスは紛糾しています．緩和ケアの現場でどこまではやってもよくてどこからは差し控えることが普通なのかというのがわからない，という「壁」があるからそうなるのですが，なぜそのような「壁」，しかもスタッフ間それぞれで意見がぶつかるような「壁」になってしまうのでしょうか．

そのひとつの要因は，先に述べた，医療の世界の「常識」にあると思います．

医学とは「死に抗い，命を延ばす学問である」という面があります．その命題を追求しながら，医学・医療は発展してきましたし，少なくとも一時期までは，それこそが絶対的な正義でした．医療者はどんな状況でも諦めず，1分1秒でも命を延ばす（ように努力する）ことこそが至上命題とされてきました．だから，社会的に「尊厳死」が広く認知され，私たち医療者の「常識」もそれに伴って変わってきたとはいっても，まだまだ深層心理に，「患者さんの身体を護り，命を永らえさせることが至上の正義」という意識があると思います．

「私はそんなことはない，緩和ケア対象の患者さんには無駄な延命は考えていない」と，多くの「常識的な」医療者は答えるかもしれません．でも，胸に手を当ててよーく考えてみてください．あなたは，こんな行動をとっていませんか？

- 家に帰りたい，と訴える終末期の患者さんが入院しているが「こんな状態で自宅に戻るのは危険だ，命の保証はできない」と考える
- 胃癌肝転移で衰弱の進行した患者さんが，ある日急速に意識レベルが低下．「まだ回復の余地があるかもしれない」と採血と頭部CTをオーダーする
- 老衰で毎日のように誤嚥を繰り返している患者さんを入院させ，連日抗生物質を投与し，胃瘻の造設を検討する
- 患者さんは食事を食べることが生きがいだが，頻回にむせるようになってきて危ないので，禁食の指示を出す
- 肺癌で酸素飽和度が低下している患者さんに，医師の指示通り酸素マスクをつけたが，嫌がって外してしまうので手を抑制する（もしくは医師に鎮

静剤のオーダーを依頼する）

別にこれらの処置や考え方が悪いと言っているわけではありません．状況によっては，これらの処置が妥当である場合もあるでしょう．ただ，問題はその行動に至った考えのプロセスなのです．これらの行動に至った動機が，患者さんの希望や生き方を最優先したものではなく，「患者さんの身体を護り，命を永らえさせることが至上の正義」という思いに突き動かされた，**あなた自身の意思が最優先されているのではないか**ということが問題なのです．また，これも意識していないことかもしれませんが，医療者自身が「死への恐怖」，つまり患者さんが目の前からいなくなってしまうことや，死を目の当たりにすることによる精神的苦痛や葛藤を「遠ざけたい，先送りにしたい」という感情にとらわれているかもしれません．

医療者は，しばしば患者さんのためを思っているように語りながら，結局は「自分がやりたい医療やケア」を最優先にしている場合があります．その動機の原因となっている一番の要因が「医療の常識」だったり，「患者さんの身体を護り，命を永らえさせることが至上の正義」「死の恐怖からの回避」だったりする場合，私はそれを「**医療の呪縛**」と呼んでいます．

「医療の呪縛」は恐ろしいもので，先ほど述べたように私たち医療者の深層心理に刷り込まれているものなので，よほど意識していないとその呪縛に取り込まれそうになりますし，無意識のうちにこの呪縛による衝動に突き動かされていることもあります．条件反射的に処置や検査を出して，気づいていないこともままあります．

ある程度病状が進んできた状況で，大きな処置はしないにしても，ある程度簡便な処置（採血や点滴など）で生きている時間を延ばせるかもしれない，というときに，私たちは「医療の呪縛」と闘わなければなりません．人工呼吸器のような苦痛を伴う処置はしない，でも貧血があったら輸血をする？　一時的につらい処置でもやれば確実に延命の可能性がある処置ならするべきか？　ということで悩むことになります．

仮に自分の中ではこの「呪縛」と患者さんや家族の思いに折り合いをつけたとしても，その考えは周囲と相容れない場合もあります．延命できる可能性がある部分については，とにかく医療者としてきちんと治療すべきだ，という考え（例えば，癌が主病名なら，その治らない癌で衰弱していくのは仕方がないけど，それに伴う可逆的な合併症はできる限り治療しましょう，とか）．命を延ばすことに勝る「生命の質を高める行為」はない，とする考え．それをしないのは医療倫理的に問題だ，と周りのスタッフから糾弾される場合もあるでしょう．

まさに，冒頭のケースがぴったり当てはまりますね，**私が**．もう一度，その視点で冒頭のケースを振り返ってみてください．当時の私が，いかに「医療の呪縛」に捕らわれていたか，患者さんや家族の意思ではなく自分がやりたい医療を単に提唱していただけだということがよくわかると思います．

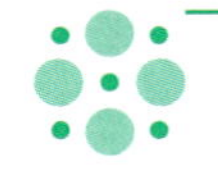

医療の呪縛を乗り越えるために～Advance Care Planning の役割

では，この緩和ケアの現場に巣食う「医療の呪縛」という壁を乗り越えるために，どう考えればいいのでしょうか．

まず，冒頭のケースを例に，どういった考えのプロセスが問題かもう一度考えてみましょう．私は当時，短期研修者で，その患者さんとの付き合いは2週間程度だったかと思います．一方で，指導医の先生はその患者さんと月の単位で過ごしており，また主治医でもあるので，私と比較してその患者さんのことを考える時間の量が圧倒的に違いました．当然，患者さんの家族との時間の過ごし方も大きな差があります．そういった中で，私はその患者さんが「下血している」というところのみをフォーカスして見ていた一方，指導医は「下血」という事象を全体のプロセスの中で見ていました．言うなれば，私はその患者さんを「点」でとらえ，指導医は「線/面」でとらえていたということです（図1）．当時の私は，患者さんがどこで生まれ，どうやって家族と出会い，何の仕事をし，どういった価値観で生きてきたのか，とい

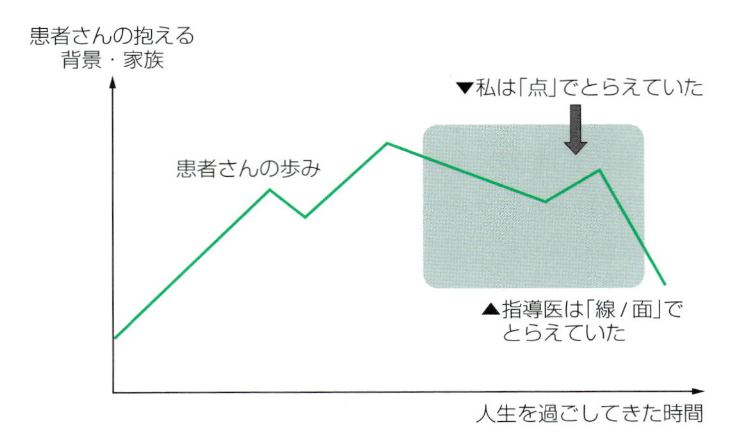

図1 患者さんの人生と指導医/私の見方（折れ線はイメージです）

うことを知らなかったし，知ろうともしていませんでした．興味がなかった，とも言えるかもしれません．患者さんは，病院に入院しているときこそ，病衣を着た「患者さん」ですが，当然数年前までは社会の一員として，例えば「八百屋の○○さん」とか「主婦の××さん」として，まちの中で笑い，家族とともに過ごし，人生を積み上げてきた歴史があるわけです．そんな当たり前のことすら，私の眼には見えていなかったのです．

患者さんのこれまでの人生を家族と一緒に振り返り，その価値観や死生観，考え方などを探りながら，ケア全体の目標や具体的な治療・療養場所などについて，早い時期から話し合いをしていくプロセスのことを「Advance Care Planning（ACP）」と呼びます．それは，将来患者さんが衰弱や急変などで自分の意思を明確に表せなくなったときに，周囲の人たちがその意思を代理決定していけるようにするプロセスでもあります．これまでは，患者さんが急変して意思決定を行えなくなった際に，突然家族が呼ばれ「気管挿管をするか，しないか，決めてください」と承諾書にサインをさせられる，というのが一般的でした．これだと，家族は患者さん本人がそもそもどう考えていてどうしてほしかったかわかりませんし，する，と決めても，しない，と決めても「本当にこれが，本人が望んでいたことなのだろうか」と苦しみ続けることになります．「挿管する」とサインする場合には「助かる可能性が1％でもあるかも」と，本人の意思に関係なく，死の過程を受け入れられない家族の願望が強く反映される場合もありますし，「挿管しない」というサインをした場合には「私が，あの人を死に追いやったんだ」という罪の意識に苛まれる場合もあるということです．

ここでは，医療者も家族も，患者さんを「点」でしかとらえていません．それを「線/面」でとらえられるようにするのがACPの役割です．具体的には，ある程度の時間を作り，本人と家族（代理決定者になりうる人）も含めて「現在気がかりに思っていること」や「病状（や予後）」「ケア全体の目標」「治療や療養の選択肢」などを話し合っていきます．もちろん，その中にはDNARについての話や「食べられなくなったら胃瘻をするか」といった，直球的な話も含まれますが，それらについて「はい/いいえ」を聞いてサインをさせることが目的なのではなく，**「どうして，そのような選択をしたのか」という考えの過程を聞いていくことが大切**なのです．なぜなら，終末期におこる問題はすべて予想できるわけではなく，「気管挿管はしてほしくないけど腎瘻は作ってもいいか」とか「胃瘻はしてほしくないけど点滴は続けてもいいか」といった問題に，一つひとつ「はい/いいえ」と明確に答えられるものではないからです．さらに，「○○はしてほしくない」と事前には言っていたとしても，そのときの状況によって，その処置をしないことがむしろ本人の価値観と異なる，と思われる場合もあるわけです．そのときに，本人の人生観や死生観を周囲の方々で共有しておけば「きっとこんなとき，あの人はこう考えるだろう」と，柔軟に意思決定をすることも可能になります．ACPが，単にDNARの書類にサインするのとは違い，「プロセス」であるといわれるゆえんはここにあります．実際，単にDNARにサインさせるだけでは患者さんや家族の満足度は改善しない一方，ACPを適切に行うことで，終末期において患者さんの意向がより治療に反映され，家族の満足度が上がることが示されています[1,2]．

また，ACPが「プロセス」であるとされるもうひとつの理由は，これが継続的に行われるという点です．一度，そういう話し合いをもち，価値観などを共有したとしても，人の考えは変わるものです．定期的に話し合いをもつ場合もありますし，日常の診療の中でも，患者さんの考え方，文化的背景，大事にしているものを探りながら，周囲と共有していくことは大事です．そういった作業を繰り返していくことで，患者さんを「点」ではなく「線/面」でとらえることができるようになってくるのです．

冒頭のケースの当時は，日本にはACPという概念はまだ広まっていませんでしたが，指導医と本人，家族の間ではそれと同じようなプロセスが踏まれていたのだと思います．そのプロセスを無視し，「点」でしか患者さんをとらえていなかった当時の自分は，浅はかであったと言わざるを得ません．

ACPでも，その基本は「対話」です．緩和ケアの行為は，基本的に「対話」からスタートすべきですし，その行為に伴う様々な事柄も，「対話」を中心に進めていくべきだと私は思います．

例えば，患者さんが点滴を嫌がっている，でも家族は何も食べられなくなった患者さんが心配でしようがない，という場合．この「対話」をすっとばすと「まあ家族も希望しているし一般的には点滴するのが普通だよね」という方向に行きかねません．

まずは患者さんとよく「対話」をします．点滴がどうして嫌なのか，点滴をすること，点滴をしないことがどういう意味をもつのか，家族の思いについて感じていることはあるのか，などなど．そして家族とも対話をします．患者さん自身の思い，家族の不安，などなど．もちろん，私たち医療者は，科学者としてエビデンスや経験に基づいた理論を提供する必要があります．点滴をしないことは命を縮めるのか？　これまで自分が診てきた患者さんたちはどうしてきたか，そして医師として勧められる選択肢は．

そういった文脈の上では，「やっぱりもうしばらく点滴はしましょうか」の結論でも良いし「では，点滴は止めましょうね」でも良く，どちらが正解というものではありません（終末期の点滴の是非についてはまた後述します）．冒頭のケースもそうで，胃カメラをする・しないはどちらが絶対に正しいというものはないのです．ただ，緩和ケアの領域において，「食事がとれなくなったからとりあえず点滴」とか「下血していたらとりあえず胃カメラ」という，医療者側の考え方の一方的押しつけは避けたいものです．

医療上の安全が，世間的にもますます厳しくなりつつあるなかで，緩和ケアといえども，そういった「対話」から生まれる選択肢すら取りにくくなってきていることも事実です．

「足が動く限りは自分でトイレに行きたい」という思いも「危ないから」という理由で制限されることもありますし，「死ぬまでに一度，自分の家に戻りたい」といっても「外に出ている間に何かあったら誰が責任取るんだ」といって，思いを果たせない場合だってあります．

世の中は，様々な思いの方々が，色々な方向へ世間を動かそうとしています．それらは多くが相対的なもので，もちろん私の主張も，決して全て正しいわけではなく相対的なものに過ぎません．

「患者さんのため」という主張も，患者さんの希望を通すことが「患者さんのため」である場合もあるし，医学的な判断を通すことが「患者さんのため」である場合もあります．しかし，それならばなお，「医療は何のためにあるの？」「緩和ケアは何を目的に行われるの？」ということを考えて，その上で，相対的な視点からみたときに目の前にいる患者さんのために「何が最適だと思うか」を，患者さん自身や家族とともに一生懸命考え続けることが必要なんじゃないのかな，と思います．

そこで出た答えが正しいかどうかなんて，誰にも判断できません．だけど，みんなで一生懸命考えて出した答えを，一つひとつ納得しながら先に進んでいくことで，患者さんと家族の人生に悔いを残させないことは，ひとつの正しい道ではないでしょうか．

少なくとも，緩和ケアにおいて全ての患者さんに当てはまる答えなんてものはありません．だからこそ，考え続けることをやめてはいけません．とっても大変なことですけど，一つひとつの処置，薬，検査，そして言葉の選択に至るまで，我々はいつも考え続けないとならないのだと思います．

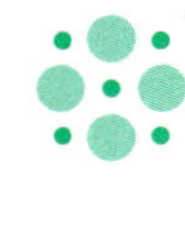

「何もしない覚悟」

ACPや対話によって，患者さんや家族の価値観を理解したつもりになっていたとしても「医療の呪縛」からは簡単には逃れられません．そこにはもうひとつ，「何もしない覚悟」というのが必要となります．

医者はとにかく「何か答えを出したがる」ものです．子供のころから「正しい答えを出す訓練」を積んでいるからでしょうか，患者さんが「○○で困っている」といえば「じゃあこうしましょう」と，すぐに答えを出してしまいます．その答え，というのは薬だったり処置だったりするのですが，最近では，看護師も同じような傾向が強くなってきているように思います．ナースコールがピンポーンと押されて「頭が痛い」と言われたら「じゃあ指示簿にある頭痛薬を」，ピンポーン「食事が食べられない」「じゃあ点滴を出してもらいましょう」，ピンポーン「不安で毎晩眠れない」「じゃあ睡眠薬を(怒)」，とか．思い当る方，いませんか？

もちろん，一般的にはこれで問題ないこともあるのですが，緩和ケアの現場では「何かをすること」の積み重ねで山のような処置・投薬になっていくことも多々あります．緩和ケアの現場で出会う患者さんの苦痛が多彩であったり，治療抵抗性であることが多かったり，また死のプロセスの一部であることが医療者も家族も受け入れられなかったり，ということがその原因です．

そんなときに，「結果が出ても診療の選択肢が変わるわけではない検査」や「効果の乏しい投薬や処置」を行うことは，患者さんの苦痛を増したり診療を複雑にするだけなので，意味のある/なしをシビアに評価して，患者さんの生活の質が大きく向上しないようであれば「何もしない」ほうがいいのです．「何もしない」と決断しても，もちろんそれは「放っておく」とイコールではありませんよ．**「何もしない」ということを「している」**ので，その行為の結果で患者さんや家族がどう変化していくかを観察して，考え，そして次の行動を選択していくということです．

「何もしない」と決断することは，何かをすることよりも勇気がいることだと思います．考えもなしに「何もしない」決断をしたわけでもないのですが，そう決めた自分自身が，周囲から，医療の呪縛から，責められているような感覚と闘わなければなりません．

「何かをして」結果うまくいけば評価されます．うまくいかなくても「これだけ頑張ったんだから」という充実感はあるかもしれません．しかし「何もしない」ことは，誰からも評価されませんし，「何かしておいたほうが良かったのか」という苦悩と一人闘わなければなりません．断固たる「覚悟」が必要なのです．

仮にその処置をすれば命が延びる可能性がある，という処置でも「何もしない」という選択をすることが大事な場合もあります．確かに，何か処置をして，生きて目を開けている時間を延ばす限りは，家族と話す時間もできるし，テレビを見たり，明日の朝食も食べられてよかったね，となるのかもしれません．ただ，それはその方の時間的に見ればやはり「点」だけを切り取っただけで，患者さんがずーっと病気と戦ってきて，その結果のいま，ということを考えたときに，本当に「延ばすこと」に大義名分があるのか，ということはよくよく考えないとならないと思います．緩和医療の原則である「命の長さを延ばすことも，縮めることもしない」という言葉を，重くとらえるべきだと思います．

例えば，肺癌で全身転移があり，痛みや呼吸苦などと戦いながら長く療養してきた高齢の患者さんが，あるとき意識状態が悪くなってもうろうとして入院してきたとしましょう．家族は，

「もう高齢だし，これまでたくさん苦しんできました．いま苦痛がないならこれ以上検査とか処置はしなくていいです．以前から，かかりつけの先生といろいろとお話して本人もそれを望んでいました．どうせ治りはしないのだし，もうこれ以上苦しみたくないよ，って」

と話され，基本的にそのまま看取る方針だったとします．しかし夜間帯，さらに意識レベルが落ちたときに，主治医Aは不在だったため，病棟の看護師が担当医Bに相談し，CTが撮影され，脳転移が見つかりました．末梢静脈確保が困難だったため，中心静脈カテーテルを挿入し，脳浮腫を取る薬を

入れたり，ステロイドを投与したり．翌日から放射線治療もやるぞ，ということになって，3週間の放射線治療の結果，患者さんは少し意識を回復し，会話も食事もできるようになりました…，という場合．

結果的に色々検査や処置をしたことで，患者さんの意識は良くなり，もしかしたら寿命も延びたかもしれません．しかし，患者さんの目を覚まして，その先にあるのは，また病気や症状との戦いです．

この例において次の主治医Aと担当医Bの，どちらの考えが正しい，と皆さんは感じますか？

主治医A：長く病気と戦ってきて，ようやく楽になれる時間ができたはずだった．本人・家族も眠っているような状態でいることが望ましいと言っていた．検査や処置をすること自体が苦痛だし，その結果目を覚まさせても，その先にあるのはやはり苦痛ではないか．ならば私は本人や家族の思いに添いたかった．

担当医B：回復可能な病態があるのであれば緩和医療の対象の患者さんといえどもきちんと検査・処置をして回復するかどうか試みるべきです．回復しないかどうかもやってみないとわからないし，回復すれば，また家族と会話をしたり，食事ができたり，この世のものを見たりできるのは良いことでしょう．目を覚まして苦痛があればその都度緩和していけばいいじゃないですか．そのために緩和ケアの技術があるんじゃないですか．

どちらかが善でどちらかが悪，と明確には分けられないと思います．でも一般的には，担当医Bの言っていることのほうが「まとも」に聞こえませんか？　そして担当医Bの考えが「医療の呪縛」に縛られているものだということもわかるでしょう．結果的に，食事も会話もできるようになってよかったじゃないか，ということを根拠に，B医師の言い分が正しい，と考えるのであれば，それは「結果主義」という立場をとっているということです．つまり，結果が良かったから，その前に行った行為は正しかったんだ，とする立場のことです．でも，その後意識を取り戻したこの患者さんが，

「先生，やっぱりあのとき死なせてもらったほうがよかったよ」と言ったとしたら，みなさんはどう考えますか？

「何もしない覚悟」をもてば，患者さんの人生は全く違ったものになっていたでしょう．医療者は，患者さんの人生を変えてしまう力をもっています．力があるから使う，という前に立ち止まって考える勇気は必要だと思います．

最近になって，当時の師の思いが少しずつわかってきた気もします．緩和ケア医というのは，けっこう孤独なものなのかもしれないなとも．

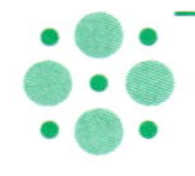

『ブラックジャックによろしく』に学ぶ医療の呪縛

私が家庭医療を教わった先生の一人である葛西龍樹先生（現・福島県立医大　地域・家庭医療学講座教授）が，態度領域やプロフェッショナリズム，倫理的問題などを教える方法としてよく用いられた教育方法に「シネメデュケーション」というのがあります．映画やテレビ番組の一部を医学教育に使用する教育方法のことで，cinema ＋ medical ＋ education を組み合わせた造語だそうです．私が教わった方法では，映画の概略を先生が説明した後に，実際の映像の一場面（数分程度）を学習者（研修医など）みんなで視聴し，その一場面について気づいた点を学習者同士でディスカッションする，という内容でした．シネメデュケーションの意義としては，映像を用いることで学習者の注意を引き，内容を記憶に残しやすくする効果や，映画の登場人物それぞれの行動やセリフ，また沈黙や表情に至るまで，その意味を学習者ごとの様々な視点から眺め，共有することで，学習者の価値観を広げたり，といった効果などが期待できます．

そのシネメデュケーションの技法を元に，私が最近使っている教育方法に「コミケデュケーション」というのがあります．こちらは comic ＋ education で，これは完全に私が作り出した造語ですが，読んで字のごとくマンガを用

JCOPY 498-05716

いた教育方法ですね．もちろん，マンガを用いた教育方法自体は古くからあるもので，特に目新しいものではありませんが，せっかく日本が誇る文化であるマンガを，医学教育にも利用しない手はありません．

さて，今回私が「医療の呪縛」を考えるために取り上げるマンガは『ブラックジャックによろしく』です．30代くらいの方々には懐かしいマンガではないかなと思いますが，2002〜2006年に講談社『モーニング』に連載された医療マンガで，主人公である研修医・斉藤英二郎の目を通して，当時の医療の問題点を指摘しながら，主人公や周囲が成長していく過程を描く物語です．コミックは発行部数1000万部を越えていますが，現在は著作権フリー化され，Web上などで無料配布されています（なので題材としても使いやすい）．「小児科編」「がん医療編」「精神科編」など，それぞれに医療の世界をとりまく倫理的問題や制度の矛盾などを鋭く取り上げていますが，今回取り上げる場面はそういった大きなテーマとは別の短い一場面です．

研修医の斉藤英二郎は，大学病院で働き始めた1年目の研修医．そんな斉藤が医師として初めて受け持つ患者さん，金子敏夫さん75歳は，重度の肝不全・腎不全で意識もなく，指導医の白鳥医師は基本的にはこれ以上の積極的治療は意味が無いと考えています（図2，3）．でも斉藤医師は「僕の使命は金子さんの命を守ること．これは僕が本当の医師になれるかどうかの試練だ！」と考えて，輸血や透析，様々な処置を施します．白鳥医師からは，「無駄な延命治療はするべきではない」とたしなめられ，一時はそれらの積極的治療も中断されます．家族はこの時点で「難しいことはよくわからないので先生に全てお任せします」と言っています．しかし，斉藤医師は「白鳥先生はあの患者さんを助けたくはないんですか！　輸血と透析を再開します．あの患者の担当医は…僕です…」と宣言して，治療を再開します（図4）．延命治療中止後，家族はしばらく病院に顔を見せなかったのですが，治療再開後はまた病院に来てくれるようになりました．斉藤医師は，金子さんに付きそう家族をみて「金子さん本人が生きたいと思っているかどうかは僕にはわからない，でも家族はこんなに強く生きて欲しいと願っている」と考えます．しかし，家族が見守る中，金子さんは75年の生涯に幕を下ろします．

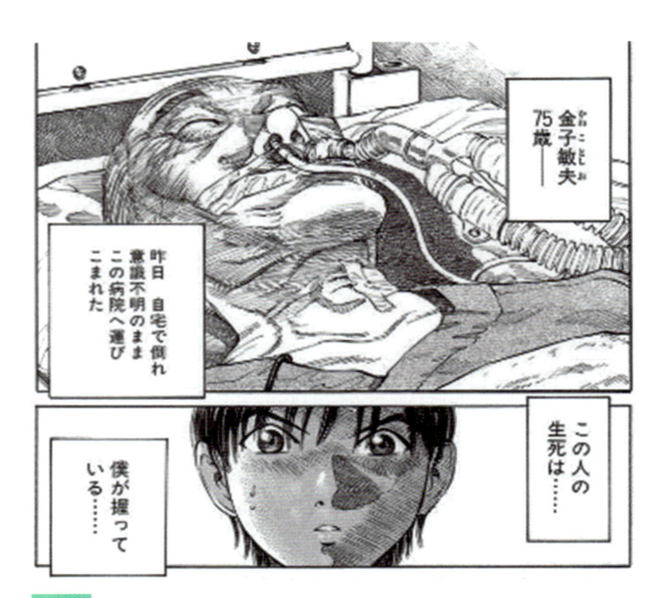
金子敏夫(かねことしお)
75歳――
昨日 自宅で倒れ 意識不明のまま この病院へ運びこまれた
この人の生死は……
僕が握っている……

図2

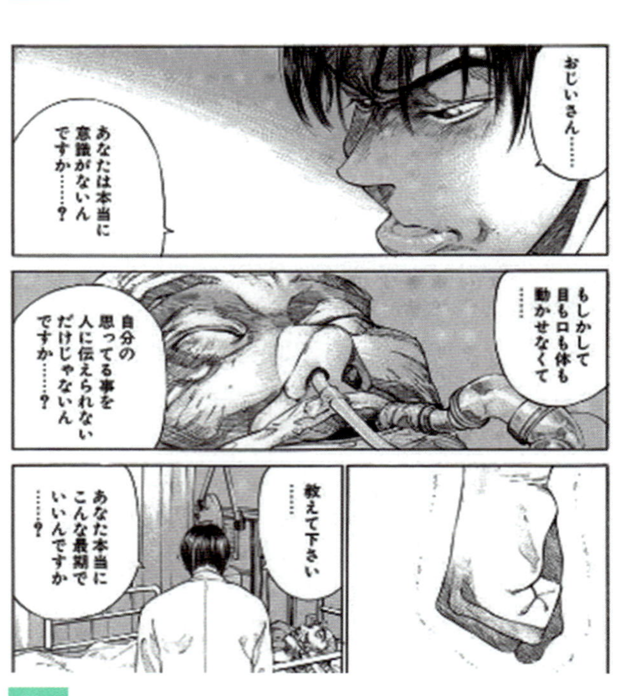
おじいさん……
あなたは本当に意識がないんですか……?
もしかして目も口も体も動かせなくて……
自分の思ってる事を人に伝えられないだけじゃないんですか……?
教えて下さい……
あなた本当にこんな最期でいいんですか……?

図3

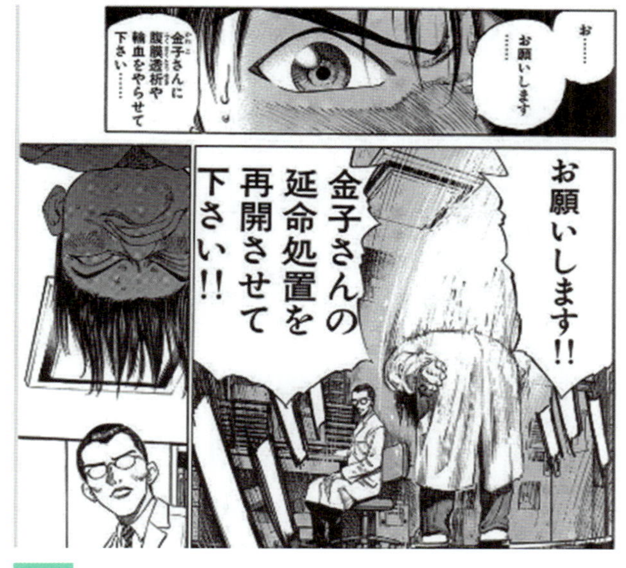
お……
お願いします……
金子さんに腹膜透析や輸血をやらせて下さい……
お願いします!!
金子さんの延命処置を再開させて下さい!!

図4

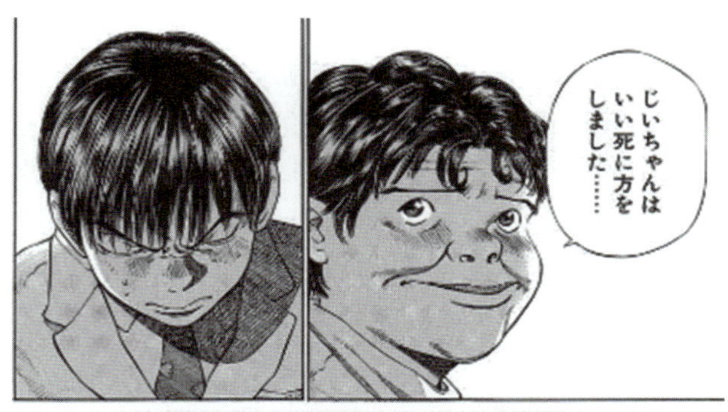
じいちゃんはいい死に方をしました……

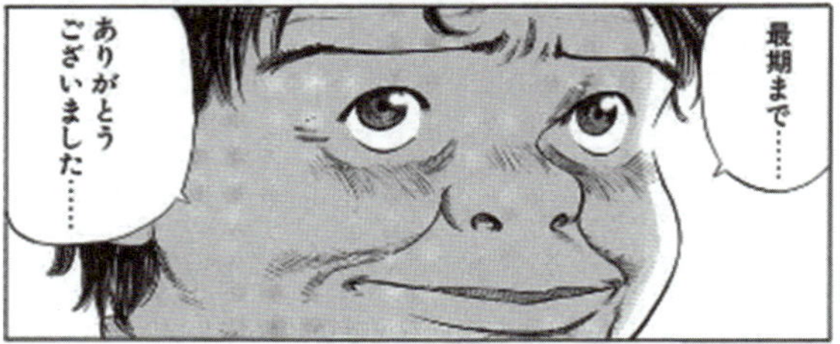
最期まで……
ありがとうございました……

図5

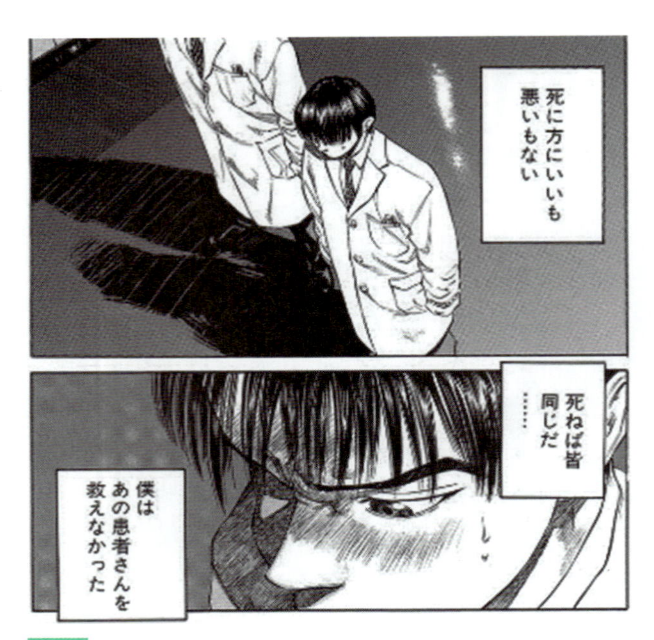

図6

その後の，金子さんの家族と斉藤医師の会話が意味深ですが，娘さんは「何とか助けて欲しいと思いました．だけどもし助かって，寝たきりになったら（私たちは）共働きだしどうしよう…？　そんな気持ちも少しだけありました．だから，（白鳥医師から）延命処置をおやめになると言われたとき，後ろめたくて病院に来られませんでした」

「じいちゃんはいい死に方をしました…．最期まで…ありがとうございました…」

という言葉を残して病院を去ります（図5）．そして斉藤医師のモノローグ「死に方にいいも悪いもない，死ねば皆同じだ…．僕はあの患者さんを救えなかった」で，この場面は終わります（図6）．

さて皆さんは，この一場面をみてどのような感想を抱くでしょうか．

- 患者さんのために一生懸命な医師としてあるべき姿だ
- 白鳥医師の方針も決して間違っていないのではないか
- 斉藤医師の考えに共感できる部分はある

- 「死に方にいいも悪いもない」のは本当か
- 「じいちゃんはいい死に方をしました」というのはどういう意味？　一生懸命に治療をしてもらえて良かったということ？　家族に負担をかけずに逝ってくれたということ？

最後の感想も中々興味深いことではありますが，今のテーマは「医療の呪縛」ですので，その視点からもう少し考えてみましょう．

マンガでは，主人公は（その世界観の中では）概ね正しい行動をとる（間違っていてもサブキャラクターなどによってのちに修正される），というのが多い中で『ブラックジャックによろしく』の面白い点は，主人公の斉藤医師が必ずしも「正しい」判断をしているとは限らないという点です．今回に限らず他の場面でも，斉藤医師は答えのない問題の中で一方的な視点を代弁しているに過ぎないことがよくあります．しかも，それが正しかったのか，間違っていたのか，よくわからないまま物語が進行することもあるので，この作品は精読していくと色々なところから「気づき」を得ることができて面白いです．

さて今回の場面では，斉藤医師は「医師である以上，患者さんの命を守ることは当たり前」という考えに縛られています．そして「命を守る」という目的のために行う行動は「できることは何でもやる」，そして実際に何でもやってみた結果，患者さんが亡くなった後に抱く感想は「救えなかった」です．だとしたら，斉藤医師にとって「救う」とはどういう意味だったのでしょうか．それはやはり，斉藤医師の「命があることは絶対的な善，命を失うことは絶対的な悪」という前提となる主観があるように思えてしまうのです．そしてそれは患者さんや家族の意思を尊重して，というよりは斉藤医師が自身の中にある「医療の呪縛」に突き動かされて，治療を組み立てているように見えるのです．斎藤医師が，金子さんのご家族と意思決定のための話し合いをする描写はここでは出てきません．研修医 1 年目なので仕方がない，ということはないでしょう．家族が本当のところ，どう思っているのか，金子さんがどんな人生を生きてきてどんなことを考えていたのか，それを聞き出すことくらいはできたはずです．結局のところ，斉藤医師は，自分の目の前で人が死に向かっていくという現実から目を背けたいという思いと，自分は非力ではない，医療という大きな武器があるのだから，この現実から目を背けるためにそれを駆使したい，という一人よがりの思いで金子さんと家族を引っ張ってしまったのではないかと私は考えますが，いかがでしょうか．

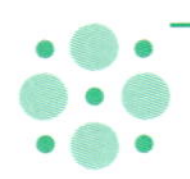

医療は何のためにあるのか

そもそも，医療は何のためにあるのでしょうか．「人の身体を護り，命を永らえさせること」がこれまでの至上命題であったということは先に述べました．しかしそれは，本来あくまでも「手段」であって「目的」ではないのです．私たち医療者は，あらゆる場面で「正しい医療」を受けることを患者さんに求めますが，正しい医療を受けて，苦しい一生を過ごすのであれば，それは本末転倒ではないでしょうか．患者さんは病気と闘い，正しい医療を受けるために生きているのではありません．「幸せに生きるために」生きているのではないのですか？　だとしたら本当の医療の目的は，「人間の幸せを守り，その人が人生を全うできるよう支えること」なのではないのかな，と私は考えます．

過去の歴史の中では，乳幼児や体の弱い人を中心に，かなりの割合の方が今の感覚からいえば低い年齢で亡くなっていく時代があったわけです．治療技術や衛生環境が改善できれば，もっと永く生きられる命が失われてきた，そんな時代があったわけです．その時代では，「命を延ばすこと＝その人の人生が全うできること」の関係は成り立っていましたし，感染症や外傷などが疾患の中心で，病院で集中的に治療をして奏効すれば，機能を回復して自宅へ帰っていける方も多かったため，医療者が生活や暮らしのことまで考える必要もなかったわけです．しかし，乳幼児死亡率は世界一と言われるほどに下がり，80 歳とか 90 歳の方々が珍しくなくなっている現在の日本では，「命を延ばすこと＝その人の人生が全うできること」の図式が単純には成り立たなくなっています．

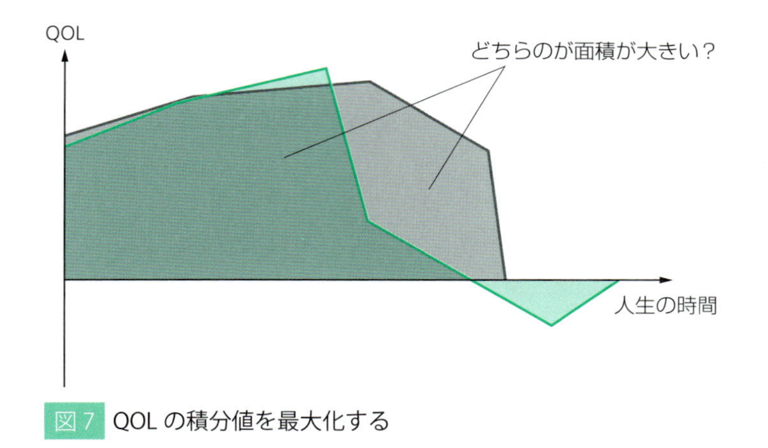

図7 QOL の積分値を最大化する

つまり，仮に 70 歳で亡くなっても，それまでずっと元気で家族に見守られながら自宅で最期を迎えるのと，80 歳で亡くなったけどその前の 10 年間はずっと寝たきりで，誰も見舞いに来ない介護施設の天井を眺めながら，胃瘻につながれて生きて最期を迎えたのではどちらが幸せでしょうか，ということです．もちろん厳密には本人に聞いてみなければわからないことではありますけども，何となく後者の生き方よりは前者の生き方のほうが，自分だったらそっちのほうがいいな，と思いませんか？　でも，後者では胃瘻をはじめとした数々の医療で 70 歳で亡くなるかもしれなかった命を 10 年間延ばすことに成功しているのですが．

財政破綻し医療崩壊の危機に瀕した夕張市で，夕張市立診療所の院長を務められ，現在は南日本ヘルスリサーチラボで勤務されている森田洋之先生の講演で，「医療の目的はその人が生きる時間とその間の QOL（Quality of Life：生活の質）の積分値を最大化することだよ」ということをおっしゃっていました．つまり，多少の延命ができたとしても，それによって QOL を著しく低下させる可能性のある医療行為については，結果的にその時間×QOL の積分値を比較して「行わない」という選択肢を積極的に考えるということです（図 7）．私もこの考え方が結構好きで，自分が診療を行っているときに頭でこの図を描きながら意思決定にあたっていることがあります．QOL はプラスだけではなく「生きていてもつらいことばかりしかない」というマイナスのQOLもあります．この図を考えると，命を延ばすことはもちろんQOL×時間の積分値を増やす可能性がありますので，選択肢として考えうるものですが，それが全てではないということもわかるかと思います．

こういった考え方は，医療の費用対効果を評価する際に用いられる，「その治療を受けて何年生きられたか」ではなく「その治療を受けて，どのくらいのQOLを何年維持できたか」を量るQALY（クオーリー/Quality Adjusted Life years：質調整生存年）という指標もありますので，決して特異な考え方というわけではないと思います．

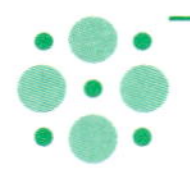

QOLはリスクを超える

この言葉は，当院緩和ケア科部長の宮森正先生が好んで用いている言葉です．「医療の呪縛」に縛られていると，「病院では死にたくない，家に帰りたい」と訴える患者さんに「こんな病状で家に帰るなんて危険だ．責任をもてない．もう少し状態が良くなってから…」という言葉で引き延ばし，より体調が悪化して結果的に自宅に戻れないケースが発生してしまいます．以前，「病院で死ぬということは旅先で死ぬような感覚だ」とおっしゃられた患者さんがいらっしゃって，それを聞いたときに「病院で死ぬことそのものの苦痛」というのを強く意識するようになりました（もちろん全てのケースで在宅がベストというわけではありませんが）．

患者さん本人が「家に帰りたい」という強い意志をもっている場合，全てのケースで自宅に帰れる可能性があります．病状に対する不安や介護負担への懸念から，家族が渋るケースもありますが，本人の意志がしっかりしていれば，医療者がその不安を和らげたり，メディカルソーシャルワーカーやケアマネージャーの協力で在宅介護環境を整えたりしていく過程で，「とりあえず一度は帰らしてあげようか」となることも多いのです．それなのに，肝心の医療者が覚悟を決められずに，在宅移行へブレーキをかけるのだとしたら，本当に残念なことです．

また，誤嚥やイレウスを繰り返す患者さんが「どうしても口から食事をとりたい」とおっしゃっている場合．食事をとれば高い確率で肺炎を起こしたり，嘔吐による苦痛を生じたりするのはわかっているのですが，がん患者さんで予後が 1〜2 か月程度，と考えている一方で「安全のために」その患者さんから食事を取り上げる意義があるのでしょうか．ここでも医師や看護師から出る言葉は「(そのリスクに対して) 責任がとれない」ですが，そもそも「責任」って何なんでしょうか．「患者さんの命や安全を守る責任」と言っているのであれば，それはやはり「医療の呪縛」に縛られていると言わざるを得ません．もちろん，それを完全に無視して「死んでもいいから何でも食べさせろ」も医療者として適切な態度とは言えません．そこはやはり患者さんや家族との対話を基本として，どの程度食べられればよしとするか，その中で食べてより安全なものがあるか，といったことを試行錯誤しながら考えていくほうがよいのです．そのプロセスの結果が極端なものだったとしても，最初から医療者が「これが当然」と決めつけるのとは違います．私が診た患者さんでも，やはり同じように「食べたい」と訴えていた方で，家族も含めて話し合った結果で「少しでもつらい思いはしてほしくない」という家族の希望を受け入れて，禁食で納得された方もいましたし，逆に「絶対に好きなものを食べる」と，ラーメンやカツ丼を毎食完食し，毎食後に全部嘔吐している方もいました．後者は在宅の方で，部屋中に嘔吐物を入れた袋があふれ，ある意味異様な光景でしたが，家族も本人も「これがベストだよ」と考えていらっしゃいましたので，私たちは腹をくくり，医療的な面から観察を続けたりサポートを続けることに徹しました．

患者さんの時間は 1 日でも無駄にできません．**医療者の誰かが 1 日迷えば，患者さんの時間が 1 日減る**のです．医療者にとっては，あと数十年あるうちの 1 日かもしれませんが，患者さんにとってはあと 1 週間しかないかもしれない中の 1 日なのです．そんなときには「QOL はリスクを超える！」と唱えて覚悟を決めてください．腹をくくってください．「医療の呪縛」を乗り越える覚悟を，みなさんもってください．

輸液は最低限のケアか

「医療の呪縛」を考えるとき，「何もしない」という選択をするにしても，エビデンスを知っておくことはもちろん大前提です．例えば，終末期で経口摂取が困難となったときに輸液について，ちょっとデータを調べながら考えてみましょう．

緩和医療学会で出された輸液についてのガイドラインの広がりなどの影響もあり，以前のような大量輸液（1500～2000mL/日など）はあまり見られなくなりましたが，1日500～1000mL程度の輸液については続けられているケースも多いかと思います．しかし，その根拠については「点滴くらいはしてあげないとかわいそうだ」「水くらいあげないと干からびて苦しい思いをするから」という極めてあいまいなものだったりしますし，患者さんや家族から「点滴くらいはしてください」「点滴しないと死んでしまう」と頼まれたから，ということもあります．

では，こういった終末期の患者さんに輸液をすることに意義があるのか，という点について，コクランのシステマティックレビューを調べてみます[3)]．このレビューでは，まだ質の高い研究が不十分と前置きした上で，少なくとも実施を勧めるような積極的なエビデンスはないことを示しています．少なくとも，生存期間や症状，QOLについて，「やらないと悪いことが起きる」とまでは言い切れないということです．

それでは，何のために点滴を続けるのか，となると輸液を続けることで「私はあなたのことを見捨てていませんよ，最後まできちんと治療をしていますよ」と言いたいだけなのではないかと思ってしまうのです．輸液をしてもしなくても，予後やQOLが大きく変わらないのであれば，針を刺す苦痛や合併症のリスク，コストの問題などマイナス面がある以上，積極的に医療側から勧めるものではないと思います．

もちろん，しない，という選択も医師から患者さんや家族に一方的に告げるべきことではありません．ある研究では「点滴をすると，だるさがとれて元気になる」「脱水状態で死を迎えることはとても苦しい」「輸液は最低限のケアである」という認識をもっていた家族は，それぞれ62%，60%，56%もいたということも報告されています[4]．これは，日本だけではなく海外でも同様の報告があり，患者さんや家族と，輸液についての希望を話し合うべきだとされています[5]．

「しない，という選択肢もあると思うし，しないことはこういう意味があるんだけど，それでも点滴しないとちょっと，と思うかなあ？　でも，しないとしてもこれまでと同じように，あなたがつらくないように考えて，ケアは続けていきます」

というような聞き方をして，それでも「点滴くらいは」と患者さんや家族が思われるのであれば，じゃあもう少し続けて，また今後の様子でご相談しましょうね，とお話しすることもひとつです．

また，先のYamagishiら[4]の研究では「栄養や水分補給以外に家族ができること（口を湿らせたりするなど）を一緒にしたり，考えたりしてくれた」「点滴をするかしないかだけでなく自分たちの気持ちや心配も十分に聞いてもらえた」「何か少しでも口からとれるようにいろいろ工夫してくれた」ということが，家族の「輸液は最低限のケア」などの認識の低下や苦痛の軽減につながる可能性が示されており，点滴をしないとしても，こういった「何もしてもらっていない，何もしてあげられない」という不安や怒り，無力感といった心情に配慮したケアをすることは重要です．

緩和ケアの研究では，プラセボ群でもQOLや満足度があがるという結果になることがしばしばあり，研究のために看護師などのスタッフが頻回に患者さんや家族に介入し，対話やケアをすることになるためではないかと考えられています．それであれば，輸液をなくしたとしても，その分，対話を増やし，これまで以上のケアをしていけばいいのではないでしょうか．少なくとも，十分な対話に基づかずに，点滴＝ケアとしてルーチンに投与するようなことだけは避けなければなりません．

終末期の患者さんにおける輸血と抗生剤についても，輸液と並んで現場では問題になることが多いので，ここで取り上げておきたいと思います．

まず，輸血については，終末期のがん患者さんを対象にしたコクランのシステマティックレビューがあります．無作為化試験は含まれておらず，前後比較試験だけですが，輸血を行うことで呼吸困難や全身倦怠感は 31〜70％改善し，QOL にも改善が認められたとされています[6]．ただし，それらの効果は 2 週間程度で再度低下してしまいますし，3〜7％では輸血関連の有害事象も発生しています．どういった患者さんに輸血の意義があるのかよくわかっていない，というのが現状で，少なくとも予後が 2 週間程度と限られている状況で輸血をすることは，有害性のほうが利益を上回る可能性が高い，と認識すべきだと思います．また，終末期における呼吸困難や倦怠感は，必ずしも「貧血」という単一の要因からくるものだけではなく，腫瘍によるサイトカインや筋力の低下，感染症など複合的な要因からなることがほとんどですので，貧血に対して輸血をしても，QOL 改善がプラセボ効果以上には見込めないと判断されるのであれば，それ以上の輸血は続けないことを検討すべきでしょう．

一方，抗生剤についても，終末期における効果は限定的といえます．アメリカのホスピスでの前向き研究では，感染症の存在と抗生剤の使用は生存日数に影響を与えなかったと報告されています[7]．症状緩和については，尿路感染症では 79％が改善したものの，肺炎では 43％と半数以下の効果しか得られていません．また，オーストラリアの前向き観察研究では，62％で抗生剤の有用性を認めたものの，その効果はやはり尿路感染で 88％，その他では 48％と報告されています[8]．また，非がん患者さんではどうかというと，アメリカの介護施設において肺炎となった認知症患者さん 225 例の前向き観察研究で，抗生剤を投与することで死亡リスクは 80％減少したものの，抗生剤治療を行わなかった患者さんに比べて抗生剤治療を行った患者さんは QOL が低く，入院した患者さんではさらに QOL が低下していたことが報告されています[9]．つまり，非がんの方においては，抗生剤の使用は延命に寄与する可能性がある一方，長期的な QOL は低下（特に入院すると）させてしまう可能性があるということです．

比較試験がないので断定的な見方はできませんが，これらの報告から考えると，終末期の患者さんの感染症に対する抗生剤の投与も，急性期の症状緩和には効果がある可能性があるものの，患者さんの状況や感染部位によってはその効果は限定的といえます．また，抗生剤自体の副作用の面や，生存やQOL への効果も限定的な面を考慮すると，全ての患者さんにルーチンに投与すべきではないといえます．

終末期患者さんにおける様々な処置や治療は，こういったエビデンスを踏まえた上で，患者さんや家族の考え方，残された予後，予測される効果と副作用などを考慮した上で一例一例決めていく必要があります．エビデンスが少ないこの領域だからこそ，よりエビデンスに意識的になるべきですし，治療や処置を行うことのエビデンスがほとんどないのであれば，少なくとも医療者が積極的に勧める大義名分はなく，しない，という選択肢を積極的に考慮すべきだと思います．また，大義名分があっても，患者さんや家族が望まない処置・投薬も，しない，という選択肢は積極的に考慮すべきです．

迷うケースで，実施による害が比較的少ない場合は，一度行ってみて，QOL を改善しそうであれば続け，そうでなければ中止する，というやり方を用いることも妥当性があります．少なくとも，何の効果も認めないのに，ゴールも設定しないまま漫然と治療を続けることは避けるべきでしょう．

【ケースファイル】

在宅で家族が患者さんの心肺蘇生を始めてしまった！

90 歳女性の A さんは，胆のう癌・肝転移で衰弱が進み，食事が食べられなくなって入院していました．A さんは華族出の資産家の家に嫁ぎ，夫が早世した後，屋敷の管理から資産の運用，子供たちの教育まで，幅広くこなし，その激烈な性格からこの町では「女傑」と名高い方でした．現在は軽い認知症はあるものの，「女傑」の面影を残す凛とした表情で，毎朝ベッドの上に座り直して医療者を迎えてくれました．家族のたっての希望で，病名は告知しないまま療養を続けていましたが，あるとき A さんが

「先生，わたしゃ何か悪い病気なんだろ．言わなくたってわかるさ，そろそろお迎えがきてるってことはさ．別に本当のことを言ってくれってんじゃない．ダンナのところにようやく行けて嬉しいくらいさ．だから，最期はダンナも死んだ，うちの仏間で過ごしたいんだけどね」

とおっしゃいました.

そこで，在宅で看ていくことを家族（同居の長男夫妻，近隣在住の長女，次女）と相談しましたが，長男さんは自分を必死の思いで育ててくれた母親を家に連れて帰ることに反対しました.

「家に戻って死ね，ということですか？　告知はしないでくれ，と頼みましたが，できることは何でもやって欲しいんです．点滴も，薬の治療も，在宅ではできないですよね？」

息子さんは延命処置についても，できる限りやってほしいと考えていました．1時間程度，他の家族も一緒に話し合いましたが，結論は出ません．翌日もう一度，在宅で診てくれる医師や訪問看護師もお呼びして一緒に話し合い，ようやく「本人の希望だから」ということで在宅に戻ることだけは決定しました.

Aさんは，自宅に戻り心なしか顔に生気も戻り，少量ですが食事を口にしたりもできるようになっていました．在宅担当の医師や訪問看護師も頻回に訪問予定を組み，適宜在宅での点滴を行ったりしながら，1か月程度は大きな問題なく過ごしていました．しかし，徐々に衰弱は進行し，日中も眠っている時間が増え，水分摂取もままならなくなりました．医師は，

「病気が進行して，衰弱が進んできている状況です．眠っている時間はこれからもっと増えてくるかもしれませんが，大きな苦痛は感じていないと思います．場合によっては数日中の急変もあるかもしれません．24時間いつでも我々が駆けつけますので，救急車を呼ばず，まず私たちのところへ連絡ください」

と，家族に連日話をしていました.

そしてある夜のこと，医師のところに連絡が入りました．電話をしてきたのはAさんの家族ではなく屋敷の使用人のようです.

「奥様の呼吸が止まっているようなんです．すぐに来てください！」

何となく切迫した声に，医師は若干の不審をもちましたが，とりあえず診察道具をもってAさんの屋敷にかけつけました.

しかし，そこではなんと，家族が総出でAさんの心肺蘇生を行っていたのです！　Aさんの長男さん，長女さん，次女さんだけではなく，これまで

お会いしたことのない親類縁者や使用人，友人の方々でしょうか．中には小さな子どももいましたが，隣の広間にまで20人以上の人が集まっており，屋敷内はパニック状態になっていました．

「母さん，まだ頑張ってくれよ！」

「先生がいらっしゃったぞ！　道を開けろ！」

「死んじゃやだ〜」

「先生，もう助からないんですか」

「何か心臓を動かす注射を！　先生！」

と，怒号とも悲鳴ともつかない声が重なりあいます．どうやら，使用人の方が最初に呼吸が止まっているAさんを発見してそのまま心肺蘇生を始め，パニックになった家族も一緒に処置を始めてしまったということのようです．あまりの状況と家族の迫力に医師は「この場で自分はどうしたらいいのだろう」と立ちすくみました．

[解説]

ご家族が心肺蘇生を始めてしまう，という状況はもちろんまれなことではありますが，在宅・病棟に関わらず，私自身も何例か経験があります（自分が担当医でなかった例も含めて）．主治医や家族の予想よりも早く臨終のときを迎えてしまった場合や，がんからの出血などで急に心停止が起きてしまった場合など，事前に説明はしてDNARの同意は得られていても，その急な（と家族には見える）変化に動転したことで思わず心臓マッサージを，というケースや，そもそも本例のようにDNARに家族が納得できていなかった場合などには起こりうる事態です．

さて，この状況であなたならどうしますか？　読者の方が看護師であっても，在宅で訪問看護に行ったら，という文脈であれば同じような状況はありうるかもしれませんし，病棟でだって同じようなことは起こりえます．

①「もう何をしても無駄ですよ」と止める

② とりあえず静脈ルートを確保して家族の支援を得ながら心配蘇生術を一緒に始める

③「本人をこれ以上苦しめるのはやめましょう」と説得する

④ 心臓マッサージだけでも一緒にやり，場が落ち着くのを待つ
⑤ 家族の要望には応じず，何もせずにじっと場が落ち着くのを待つ
⑥ 家族の間を分け入って，とにかく死亡確認
⑦ その他

特にどれが正解，というものはありませんが，家族の勢いに呑まれて②のように「私も手伝います」となってしまったケースでは，その後上級医が駆けつけて場をおさめるのがかなり大変だったようです．以前に医療者の集まりでこの質問をしたときには，③あたりが多かったでしょうか．

では実際には，というところですがこの医師は，その場で何か言葉を発して場をおさめるのは難しいと悟りました．パニックになっている集団を，さらに言葉で刺激するのは逆効果ではないかと判断したのです．そして，医師はベッドサイドに静かに座り，苦渋の表情を浮かべながら一人冷静に患者さんを見つめ続けました．時折，その場から浮いたその医師の雰囲気に，パニックから覚めた家族が，

「先生，もう…」

「何とかなりませんか…」

と話しかけてきましたが，その表情を崩さず，「ええ」「そうですね…」と答えるのみでした．やがて，部屋の中はだんだんと静かになっていきました．タイミングを見計らって医師は立ち上がり，

「最後の診察をさせて頂きます」

と告げ，脈をゆっくりと取り，心音を聴き，

「○時，○分，ご臨終を確認させて頂きました」

と家族に伝えました．その後，家族と一緒にこれまでの闘病生活を振り返り，労をいたわる言葉をかけ，医師はその屋敷をあとにしました．玄関先まで見送ってくれたご家族は，泣きはらした目ながらも，皆晴れやかな顔をされていたとのことです．

医師が，一人ベッドサイドに座ることを決めたのは，場の雰囲気が「言葉で言ってわかる」というものではなかったことも確かですが，そこでさらに2つのことを考えたためです．

●何もしない覚悟

まずひとつ目は，「医師である自分が，冷静さを失い，何か処置を施してはならない」と思ったことです．基本的には，がんの終末期，衰弱による心肺停止で，在宅という場でどんな処置を行ったとしても蘇生ができる可能性は限りなくゼロです．しかしそれでも，ご家族の満足のため（？），この雰囲気に乗って，心臓マッサージをしたり，補液をつないで強心剤などを打つことはできます．ただ，在宅の場で医療者が自分一人という状況で，自分がこの雰囲気に乗せられたら誰が処置を「自然に」止めることができるだろう，と考えたとき，それならば自分は非情と思われてもいい，この状況にブレーキをかけられるのは自分しかいない，とその場に「何もせずに，座る」ことを選択しました．

そしてふたつ目は，家族にやりたいだけやらせてあげよう，それを見守ろう，という思いです．これが病院であれば，心肺蘇生処置に家族が関与することはできません．家族は病室の外に出され，中で何が行われているのかを見ることもないままです．しかし，在宅では法を犯したりしているのでなければ基本的に何をしてはいけない，ということはありません．逆に言えば，家族が心肺蘇生をする自由もあるということです．無理に「もうやめましょう」と止めることもできたかもしれませんが，それでこの家族は納得できたでしょうか．本人には，DNARがよいかどうかは最後まで聞けずじまいだったので，どうして欲しかったのかはわかりませんが，Aさんの性格を考えると，

「そんなに私に長生きして欲しいのかい．本当に甘えん坊だね．まあ息子たちが一生懸命考えて決めてくれたことなら仕方ないね」

と言ってくれたかもしれません．家族の絆の間に医療者が入り込むことは，時に無粋となります．

●死の現場では，家族への将来的な影響も考える

この方の看取りの際に，付き添っている家族の中には小さな子供たちもいたので，結果的にこのような看取り方になったことが，(彼らへの影響として）よかったのかはわかりません．彼らの記憶の中に，どう記憶されたか？という部分は心配ではあります．

私は，特に在宅における「死」を家族に見てもらうことは，大きな意味があることだと思っています．私たちと違って，家族は「他人の死」を見る機会は極端に少ないことが普通ですし，子供であればなおさら，その場面の記憶は心理的影響とともに成長したときの死生観に大きく影響する可能性を考えるからです．人は，多くのことを周囲の人々に「伝えながら」生きていく生きものです．それはもちろん，虫や魚や他の動物だってそうです．その中で「死」は，人が遺される方々に伝えることができる最後の贈り物です．長らくの間，病院で「死」が隠されることで，その伝える機能を私たちは奪われてきましたが，本来は「死」を伝えていくことは生きものとしての大切な仕事です．

その伝え方が，このような形でよかったのでしょうか？　Aさんが望むような伝え方だったでしょうか？　でも，少なくとも医師が「もうこれ以上本人を苦しめないで．やめましょう」と言えば，小さな子供たちにとっては「おばあちゃんはダメなことをされて苦しんで亡くなったんだ」という記憶になったかもしれず，そう解釈すればこれも死のひとつの形，として彼らにとっても受け入れられたかもしれません．

医療者の常識として「こんな場面で心肺蘇生をするなんて」と思うのは，それは各人の自由ですが，その常識を否定するのもまた自由．家族の「泣きはらしながらも晴れやかな顔」が全てを物語っています．皆さんなら，この場面でそのような行動をとり，どのように感じるか，もう一度考えてみてください．

コラム 患者さん本人にDNARの希望を尋ねるのは侵襲的？

ちなみに，ちょっと話がずれますが，私はDNARを本人に尋ねることは必ずしも侵襲的ではないと考えています．タイミングを逃して，いざというときに家族に伺うことしかできない場合もありますが，家族にその決定をさせるほうが，むしろ侵襲的ではないかと思っています．聞くタイミングも，いつ，というのがあるわけではありませんがACPの話の中で聞いていくのもひとつですし，外来や入院での転機（化学療法が終了になったとか，緊急入院になったときなど）に「ちょっと大事なことなので…まだ先の話なのですが…」と前置きした上で「今後もし病気が進んで…という時がきたときに一いつになるかはわかりませんが一体が徐々に衰弱して，心臓の動きも弱くなったときに…」という感じでDNARの話を進めていっています．実際にはもっと余白や，曖昧さをもたせた言い方を挟んでお話していますが．

■文献

1) Covinsky KE, et al. Communication and decision-making in seriously ill patients: findings of the SUPPORT project. The Study to Understand Prognoses and Preferences for Outcomes and Risks of Treatments. J Am Geriatr Soc. 2000; 48 (5 Suppl): S187-93.
2) Detering KM, et al. The impact of advance care planning on end of life care in elderly patients: randomised controlled trial. BMJ. 2010; 340: c1345.
3) Good P, et al. Medically assisted hydration for adult palliative care patients. Cochrane Database Syst Rev. 2014; 23; 4: CD006273.
4) Yamagishi A, et al. The care strategy for families of terminally ill cancer patients who become unable to take nourishment orally: recommendations from a nationwide survey of bereaved family members' experiences. J Pain Symptom Manage. 2010; 40: 671-83.
5) Cohen MZ, et al. The meaning of parenteral hydration to family caregivers and patients with advanced cancer receiving hospice care. J Pain Symptom Manage. 2012; 43: 855-65.
6) Preston NJ, et al. Blood transfusions for anaemia in patients with advanced cancer. Cochrane Database Syst Rev. 2012; 15; 2: CD009007.
7) Reinbolt RE, et al. Symptomatic treatment of infections in patients with advanced cancer receiving hospice care. J Pain Symptom Manage. 2005; 30: 175-82.
8) Clayton J, et al. Parental antibiotics in a palliative care unit: prospective analysis of current practice. Palliat Med. 2003; 17: 44-8.
9) Givens JL, et al. Survival and comfort after treatment of pneumonia in advanced dementia. Arch Intern Med. 2010; 170: 1102-7.

Chapter 02

2章　「いい死に方」にとらわれる「壁」

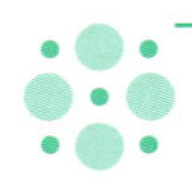

患者さんの希望を叶えることが緩和ケアの役割？

緩和ケアの現場を学びに来る方の中には，「緩和ケア」という響きに強い憧れや理想を抱いてくる方がしばしばいます．それはまあ，私も最初は少なからずそうでしたが，様々な本やテレビの影響でしょうか．「緩和ケア」という響きに何だか崇高な憧れを抱いてしまっています．緩和ケアの現場では，一般病棟では苦痛に顔をゆがめていた患者さんも，光あふれる部屋の中で，つらい症状もおさまって表情も穏やかに，家族と談笑しながら悠悠自適の時間を過ごし，最期は多くの方々に見守られながらたくさんの感謝とともに，眠るように旅立ちのときを迎える…といったイメージを（大げさにせよ），私ももっていましたし，現場を見たことがない方からそのようなイメージを語られることもあります．

しかし，実際の現場では，緩和に苦慮する痛みや呼吸苦などの症状も多々ありますし，体の症状が取れたかと思うと，不安で眠れない，と一晩中ナースコールを鳴らす人もいたり，せん妄状態でベッドから転がり落ちたり，という方もいます．部屋を真っ暗にして「俺にはもう生きている価値はない」とポツリとつぶやいたあと，何を話しかけても一言も発してくれない患者さんもいます．「光あふれる部屋の中で…」なんてイメージは 1 日にして崩壊するでしょう．本やテレビで取り上げられているのは，感動的なエピソードがある患者さんの例を取り上げていただけで，それは単に緩和ケアの現場の一部分に過ぎないのだなということを知るのです．現実の現場は（もちろんそういう事例もありますが）多くは悲哀や理不尽さと付き合っていかなければならない精神的な戦場ともいえるのです．

ここで，一人の患者さんとのやりとりを考えてみましょう．

緩和ケア病棟に入院してきた，「もう生きている価値がない」「早く死にたい」という，大腸がん・肝転移の患者さん．

そのベッドサイドで，あなたはどんなお話をしますか？　食事は召し上がりましたか，昨日やった検査の結果は異常ないですよ，今日もお熱は出ていないですね，尿量は十分に確保されていますね，明日病棟でイベントがあるので参加してみませんか…などの会話を試みるでしょうか．でも，その患者さんからは，医療者のそういった問いかけにも，「ええ」とか「まあね」とか上の空の返事しか返ってこず，全然心が通じ合っている気がしません．段々と，何を話したらよいのかわからなくなって，その患者さんの病室に通うことが苦痛になります．1日3回は訪問していたのが，2回になり，1回になり，「今日は忙しいから．どうせ話すこともないし」と訪問しない日も出てくるかもしれません．しかしあるとき，その患者さんが「死ぬ前に，故郷にある○○亭のお寿司が食べたかったな．あれは美味しかった」と言ったという情報を聞きつけます．するとあなたは，

「そうかそうか，もう希望がないと言っていたけど，これがもしかしたら最後の希望かもしれない．それはぜひ叶えてあげたい」

と考え，だいぶ状態は悪くなっていましたが，家族へ状況を説明し，スタッフと協力して外出の手筈を整え，その店にも事情をお話して予約を取っていただき，航空会社とも病状やリスク・対応方法について検討し，準備万端で故郷に向けて送り出しました．送り出したスタッフは心地よい興奮で顔が上気しています．「あんなに状態の悪かった患者さんの希望を叶えるために，私たちはここまでやることができた」という喜びです．

さて，故郷で1泊して無事に帰ってこられた患者さん．さぞ嬉しかっただろうと，あなたは意気揚々と病室に向かい，

「お寿司はいかがでしたか？　美味しく召し上がれましたか？」

と感想を伺うも，

「まあね」

と，表情も変えずに答える患者さん．あなたはちょっとムッとしつつも，久々の故郷はどうでしたか，誰か知っている方にお会いできましたか，北国だから寒くなかったですか…と，いろいろと問いかけますが，返ってくる答えは以前と同じ「ええ」とか「まあね」．

あれだけ苦労していろいろと手配して，本人の希望を叶えてあげたのに，その態度はないんじゃないの…と憮然とするあなた．そしていつもの日常に

あなたも，スタッフも，患者さんも戻っていきました．

数日後に，眠るように息を引き取った患者さんを見送った後，スタッフが

「最後に希望も叶えることもできて，大きな苦痛もなくて，本当にいい死に方でしたね」

と話すのを聞いて，あなたはどう感じますか．

「あまり多くは語らなかったけど，きっと心の中では喜んでいたんだろう．確かにいい死に方だった」

と思うでしょうか，それとも，

「彼は本当は何を望んでいたんだろうか，全然『いい死に方』には思えないけど…」

と思うでしょうか．

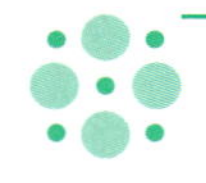

いい死に方（Good Death）とは何か

前項の患者さんの経過を診ていて，もしスタッフに「いい死に方でしたね」と言われたとしたら，私なら何だかモヤモヤした気持ちになるような気がします．そう感じるのはきっと私だけではないと思いますが，いかがでしょうか？

そもそも「いい死に方（Good Death）」というのは何でしょうか．

緩和ケアの究極的な目的は「望ましい死の達成」と「満足度」という見解から，これまで世界的にも数多くの「いい死に方（Good Death）」に関する研究が行われてきました．日本においてもがん患者さんや医療者へのインタビュー調査や，一般市民・遺族などを対象とした大規模アンケート調査が2000 年代に行われ，その結果として，「望ましい死の達成」のために多くの人が共通して重要と考える 10 の概念と，人によって大切さは異なるけれども重要なことと考えられる 8 つの概念が抽出されました（表 1）．

これらの項目をみると，前項の患者さんの死に方は，確かに「いい死に方だった」と言えるかもしれません．大きな苦痛はなく，他人にも迷惑をかけ

表1 日本人の終末期がん患者の望ましい死の概念
(Miyashita M, et al. Ann Oncol. 2007; 18: 1090-7)[1)]

多くの人が共通して重要と考える10の概念	
1	からだや心のつらさがやわらげられていること
2	望んだ場所で過ごすこと
3	希望や楽しみをもって過ごすこと
4	医師や看護師を信頼できること
5	家族や他人の負担にならないこと
6	ご家族やご友人とよい関係でいること
7	自分のことが自分でできること
8	落ち着いた環境で過ごすこと
9	ひととして大切にされること
10	人生をまっとうしたと感じられること
人によって大切さは異なるけれども重要なことと考えられる8の概念	
11	できるだけの治療を受けること
12	自然なかたちで過ごせること
13	伝えたいことを伝えておけること
14	先々のことを自分で決められること
15	病気や死を意識しないで過ごすこと
16	他人に弱った姿を見せないこと
17	生きていることに価値を感じられること
18	信仰に支えられていること

ず，望んだ落ち着いた環境で，人として大切にされながら，希望も叶えることができ，死を迎えることができているのですから．

では，この方の死までの過程をみたときに「いい死に方とは思えない（もしくはわからない)」と感じてしまうのはなぜでしょうか．

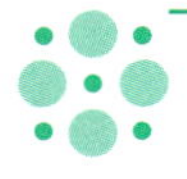

いい死，悪い死というのはあるか？

まず，いい死・悪い死というのがあるか，ないかと言われれば，それは「ある」でしょう．ただそれは，死にゆく患者さん本人しかわからないことであって，家族も，ましてや医療者が傍から見て評価できるものではありません（その意味では「ない」とも言えます）．

Good Death の研究についても，確かに一般的にはこれでよいのだと思いますが，アンケートに答えた人も，我々も，実際に死を経験した人はいないわけで，本当のところはわからないのです．だから，冒頭の患者さんの例で，スタッフが

「最後に希望も叶えることもできて，大きな苦痛もなくて，本当にいい死に方でしたね」

と言ったのは「（私には）本当にいい死に方（に見えました）」と言っているに過ぎず，それは故郷に送り出すためにいろいろと手配し，実現することができた，そして大きな苦痛がなくケアすることができた，というスタッフ自身の達成感を表出しているだけかもしれません．患者さんは多くを語らずに亡くなってしまいましたから，本当のところは「誰にもわからない」というのが正確な表現かもしれません．ただ，「よくわからない」だと自分たちの気持ちにけじめもつかず不安定なので，心を護る動きとして「（自分としては）よかった/悪かった」と言っているに過ぎないかもしれないのです．

このように，周囲の人間の主観を積み重ねて患者さんの思いまでもわかったような気になるのは，しばしば無意識のうちに行ってしまうことがありますが，それを正当化して慣れてしまうと，患者さんの本当の思いと，自分の中での患者さん像が乖離しても気づかない（もしくは批判的な感情を抱く）ということになりかねないので注意が必要です．

最近，報道などで「孤独死」が話題になっていますが，今後も単身独居高齢者が増えていくにつれ，「孤独死」の事例は増えていくだろうと予測されます．報道などでは「孤独死」イコール「悲惨な死」と扱われることが多いように思いますが，それも生きている私たちから見て「悲惨」に見えるというだけであって，本人が実際にどうだったかはわかりません．もしかしたら，一人ではあるけれども，思い出にあふれる住み慣れた家で，苦痛もなく眠るように息を引き取ったのかもしれません．それと比べて，病院に入院させられて，管やモニターをつけられ，馴染みのない医療者に囲まれて最期の

ときを過ごすほうが「幸せ」で「孤独ではない」と言えるのでしょうか？

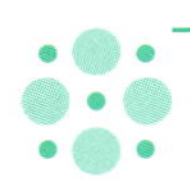

淀川キリスト教病院の取り組みに学ぶ

先ごろ，大阪にある淀川キリスト教病院ホスピスにて，「リクエスト食」を始めたというニュースが話題になりました．NHKで放送されたので，ご覧になった方も多いのではないでしょうか．

「リクエスト食」とは，1週間に1回，患者さんがご希望されるメニューを何でも叶えるといった取り組みです．テレビでは，栄養士さんが一人ひとり病室を訪問し，患者さんのご希望を聞き，当日に準備をしたバッテラ寿司やすき焼きを召し上がる患者さんの様子が映されていました．

「いま食べたい，というものを逃したら次はないかもしれない，そのときを逃したくない」

と管理栄養士の大谷さんが語ります．

この取り組みは，冒頭の患者さんのケースと何が違うのでしょう．どちらも，患者さんの希望を叶え，最期に一番食べたかったものを食べられるように手配していたではないですか．

番組内では，岸上さんと山下さんというお二人の患者さんが出てきますが，淀川キリスト教病院の池永先生は，そのお二人の様子に対しこのように語っています．

「病状が進むにつれて，自分でもトイレにも行けない，身の回りのことがだんだんできなくなっていくという中で，いろんな選択肢の中で，これをしたい，明日はこうしたいというふうなことを，できるだけ選べるようにしていくということが，やはりその患者さんの，その人らしさを支えるうえでは，大事だと思っています」

「食事の中でいうと，岸上さんのように，さまざま，これまで苦労のあったことを，そのバッテラの中にある思い出というものを，われわれが聞き出して，ただ単に，バッテラを買ってきて出すんではなくて，そ

の背後にある思い出をしっかりと聞く．また，山下さんの場合には，そのすき焼きに込めた山下さんなりの思いっていうものを，きちっとキャッチして，それをお嫁さんにもお伝えしていくというふうなこと，そういうことがケアになってくるんではないかなと思います」
（文献2より引用）

ここで注意すべきことは，緩和ケアにおいてよく美談になるような「患者さんに何かをしてあげた」的なお話というのは，一見感動的ですが，それだけでは本質をついていないということです．「何かをしてあげる」ことで喜んでもらおう，というのは医療者としてはわかりやすいことですが，ちょっと間違うと医療者側の自己満足にしかなりません．淀川キリスト教病院の取り組みでは，あくまでも食はケアの「手段」なのであって，バッテラなりすき焼きなりを食べてもらうことだけが「目的」なのではないのだと思います．そこを勘違いして，「患者さんに何かをしてあげること」そのものが目的となっているのでは，大きな間違いを犯しかねないのです．

患者さんの日常はそういったイベント以外でもずっと続いています．ある患者さんでは「明日も同じ日常が来ること」が，一番の望みだったりします．そういった方に「何かして欲しいことはありませんか，何かしたいことはありませんか」としつこく尋ねることは，患者さんにとって負担になるかもしれない，と考えることも必要です．患者さんや家族に「寄り添うんだ」と意気込んで，いろいろと思いを聞いた結果によかれと思って取り組んでいたことが，いつの間にか自分の思いと同一化し，最終的には医療者の自己実現のために取り組んでいないか，冷静になることも大切なことです．

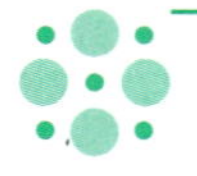

よい死/悪い死と死に場所

「よい死/悪い死」の話が出てくるとき，その死を迎える場所の話題になることがあります．特に，在宅ケアがいいのか，緩和ケア病棟で亡くなるのもいいのか，といったところが話題になりますが，昨今の日本の風潮からは「できる限り在宅へ」という流れになってきているのが現状ではないかと思います．では，本当に「在宅」を勧めていくことがよいことなのかということについて，少し考えてみましょう．

これだけ在宅ケアが勧められている背景には，「本当は在宅で最期の時間を過ごしたい方が家に帰れていない」という可能性が指摘されていることが大きな要因のひとつです（医療経済・資源配分といった要因とその面からの課題も多々あるのですが，本書ではその点は取り扱わないこととします）．例えば，緩和ケア普及のために日本の4地域で行われた地域介入研究（OPTIM study）では，主要評価項目のひとつとして「在宅看取り率が向上したかどうか」があげられていますが．なぜ，「在宅看取り率」が上がるかどうかが研究の主目的になるか，という点については，その背景として，希望する療養場所・死亡場所が自宅10〜40%，緩和ケア病棟が30%に対し，実際の死亡場所は自宅・緩和ケア病棟とも6%程度という乖離が指摘されていたことがあげられています[3]．つまり，本当は自宅で最期を過ごしたい，と思っている方が大勢いたのに，その思いが満たされていなかったのではないか，ということですね．QOLについても，一般病棟では緩和ケア病棟・在宅と比較し有意に低く，また緩和ケア病棟と比較しても在宅は有意に高いことが報告されています[4]．

このOPTIM studyでは，結果として様々な地域介入や関係者の連携によって，2007〜2010年の間に自宅死亡率を介入前の7%から11%に上昇させ，それは全国平均の7%→8%の変化よりも有意に大きな変化であったことから，ヘルスケアに関わる多職種のコミュニケーションを促進し，地域連携を基盤とした複合的地域介入をしていくことが勧められています[5]．

在宅と入院のQOLの差は先の抗生剤のときにもデータが出ていましたし，臨床的な実感もあります．この際，「入院」というのは単なる「場所の選択」だけではなく，れっきとした「医療行為」であることを改めて認識したほうが良いと思っています．がんに限らず，様々な進行性疾患，また老化により，徐々に体力が落ちて自宅や社会での生活に困難が生じてくると，患者さんや家族の方から「入院させてもらえませんか」という話が出ることがあります．しかし，そのときに考えなければならないのは，入院してこの状態が改善するかどうか，という点だけではなく，入院によってもたらされるADLやQOLの低下，そして生活力や社会適合性の低下といった「副作用」が許容できるか，という点も考慮する必要があります．しかも，「入院」という薬は長期に投与すればするほど，その副作用も強くなっていきます．患者さん本人は「入院したらきっと元気になってまた家に帰るぞ」と思っていても，結果的に「二度と自分の家の敷居をまたげない」ということだって，現実には山のようにあります．

例えばがんに伴う苦痛があって通院ができないので，それをゼロにするまで入院，というゴール設定をしたとしたら，確かに苦痛はゼロになったけれども，足腰が弱って家に帰れなくなった，ということが起き得ます．そうすると，結局のところその方の総合的QOLは低下してしまうので，緩和ケアの治療計画としては「失敗」と判断せざるを得ません．それであれば，そもそも入院ではなく訪問診療で解決しましょう，という選択肢を積極的に考えたほうがいいこともありますし，入院するにしても最初の時点で「夜きちんと眠れて，日常生活を送れるレベルまでコントロール」というゴールを患者さんや家族と共有して，仮に苦痛は多少残っていたとしてもなるべく早い自宅復帰を目指す方が，総合的QOLは高まる可能性があります．これは，一般病棟から緩和ケア病棟に移るという治療方針を決めるときにも同じことが言えます．現在の日本では「治療が終わったから緩和ケア病棟」「一般病棟での入院が長引いたから緩和ケア病棟」というような，患者さんや家族の意思すらも明確ではないままに，医療システムに乗せられて緩和ケア病棟にいらっしゃる方が多いように思いますが，本来は「一般病棟で過ごすよりも在宅で過ごすよりも，緩和ケア病棟で過ごすほうが総合的QOLは向上する」という明確なアセスメントに基づかなければ，利用すべきではないのです．そのためにはそもそも医療者側も，各薬剤や手術処置などの治療効果と副作用を理解するように，「一般病棟・在宅と緩和ケア病棟の違い（治療効果と副作用）」をきちんと理解する必要があるのですが，その理解が不十分なケースが多いように思います．

その視点からいえば，在宅ケアについても同じことが言えます．在宅ケアはもっともQOLを高くする可能性のある治療行為ではありますが，適応を誤ってしまえば総合的QOLは低下する場合もあります．OPTIM studyでは，「患者さんが希望する場所で過ごせた」という質問に「そう思う・とてもそう思う」と答えた遺族が，病院，緩和ケア病棟ではそれぞれ25％，45％であったのが，在宅では90％程度であったことから，決して無理に在宅を勧めた結果で自宅死亡率の改善がみられたわけではないことを示しています．しかし，実際の臨床では「自宅で過ごして最期を迎えることが一番『よい死』なんだ」と医療者側が考える（思い込む）ことで，家族や患者さんの思いと衝突するケースもしばしばみられます．在宅ケアは，住み慣れた家で，自分の生活リズムで，家族に囲まれながら自分らしく過ごせるというメリットがある一方で，家族の精神的・身体的負担が大きいことや，密室における家族間の葛藤を生じるリスク，急変時の対応への不安がある，といったデメリットがあります．「通院することが唯一の外出・気分転換の機会」だったのに，訪問診療に切り替えることで，その機会すらも奪ってしまう，という側面もあります．患者さんの「家に帰りたい」という思いに医療者がブレーキをかけるべきではありませんが，患者さんが「家に帰るよりも緩和ケア病棟で過ごしたい」というのに，「在宅で過ごすほうが絶対にいいから」と無理に方針を決めるべきではありません（逆に，本人・家族は家で最期まで過ごすことに腹をくくっているのにもかかわらず，医療者側が「家で亡くなるなんて無理だよ」と入院を勧めたりするケースもあったりするのは残念なことですが…）．もし，患者さんが「病院で過ごしたい」とおっしゃるのであれば，なぜ病院で過ごしたいのか，という思いをきちんと聞き，その内容と在宅/病院の治療効果を比較検討してどちらの総合的QOLが高いのかをきちんとアセスメントしなければなりません．本人の思いや家族の状況，家庭環境によっては，在宅ケアや在宅看取りがベストではないという場面も必ずあります．

そしてまた，本人・家族の思いも，日々ゆらいでいます．ある日は「家に帰りたい」と言ってみたと思ったら，次の日には「やっぱり病院のほうがいいかな」となることなど日常茶飯事です．退院の日に「やっぱり退院しません」となることも，退院翌日に「やっぱり入院したい」，そしてその数日後に「申し訳ないけどもう一度在宅をチャレンジしたい」ということもあります．私たち医療者は，そんな状況に対し「毎日いうことがコロコロ変わって，方針が決められないよ！」と文句を言うのではなく（まあ，口に出るくらいは仕方ないかもしれませんが），患者さんの心のゆらぎに，腹をくくって付き合える覚悟が必要です．そのゆらぎに付き合うことが，もっとも総合的 QOL を高めるだろうと信じられるなら，そうすべきです．あるときに「家で死にたい」と言っていた患者さんが，そうやって心がゆらいだ結果として，在宅で亡くなろうが，病院で亡くなろうが，どちらが「よい死」で，どちらが「悪い死」というものではありません．その「ゆらぎ」も含めて，患者さんの生き方なのですから，それにどの程度付き合うことができたか，というプロセスのほうが，「在宅看取り率」が上がったか下がったか，というわかりやすい結果より，本質的にはよほど大事だと私は思います．

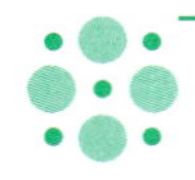

人が生きることの意味

死を見つめること，というのはすなわち「生を見つめること」に他なりません．

私は，緩和ケア医になって，人の「死と生」に多く触れるようになってから，「人が生きることの意味」についてずっと考えてきました．その方が生きてきた歴史，家族や友人との交流，人生の楽しみ…などを伺っていく中で，患者さんが自ら「いい人生だったよ」とおっしゃる場合もありましたし，私から見て「充実した人生を送られてきたのだな」と思える方も大勢いらっしゃいました．しかし，その一方で例えば，

- 天涯孤独で誰とも心通わせることもなく亡くなっていく方
- 先天的もしくは生まれてから早期に何らかの疾患を抱え，短い生涯を終えていく方
- 長く患う病気を抱え，不自由な生活を一生強いられている方

という方々もいます．そして，実際に患者さんから「自分なんて，生きてい

る価値なんてなかったんだよ」と語られたりとか，親類縁者から「この人（この子）が生まれてきたことに何の意味があったのでしょうか」と問われることもありました．あなたは，この「**問い**」に対する答えをもっていますか？

人が生きることの意味とは何でしょうか．もちろん，その答えは人によって違っていいと思います．ただ，その「答え」は前述の「**問い**」にも応えうるものでしょうか．少なくとも数年前まで，私はこの「問い」に対する答えをもっていませんでした．家族や友人から見捨てられ孤独に亡くなっていく人生の意味，生まれてから数か月で亡くなっていく命の意味…．「すべての生命には価値があり意味がある」という一般論はもちろんその通りです．ただし，さらにもう一歩「なぜ価値があり意味があるのか」に踏み込んで考えないと，この「問い」への答えは出せないと思います．逆に，歴史に名を残したり，何かを成し遂げたり，社会に貢献する人生のほうが意味のある人生と言えるのでしょうか？

私なりの答えを，ここで披露するのはやめておきます．これは本書を読まれたみなさんへの宿題です．最後までこの本を読んで，そして考え続けてみてください．

コラム 緩和ケア病棟の治療効果

本文の中で,「緩和ケア病棟の治療効果」という言葉を出しましたが,実際にこれがどういったものか,というのを少し考えてみましょう.個室(無料)がある,といったハード面での特性は,家族と気兼ねなく過ごせるという意味では「効果」でもありますし,他の患者さんとの会話を楽しみたい人には「逆効果(副作用)」にもなりえます.季節ごとのイベントや,飲酒ができることといった点も,緩和ケア病棟の特性ではありますが,治療効果という意味ではオプション程度だと考えています.緩和ケア病棟の他のどの場所にも優る特性は「看護師など医療スタッフと環境の力」に他ならないと思います.静かな療養環境と,病棟全体を包む穏やかな「空気」は患者さんに安らぎをもたらしますし,看護師一人ひとりのケアの能力が,患者さんの「気づき」につながることも多々あります.そういった意味を考えると,スタッフのトレーニングと環境の整備は,緩和ケア病棟にとって「治療効果を支えるキモ」といえます.しかし,そんな緩和ケア病棟も,在宅に比べると総合的QOL向上の効果は低い可能性がありますし,「患者さんが病院に預けられっぱなしで家族がこない」となると,その質は大きく低下します.緩和ケア病棟の質を高め,またその効果と限界をきちんと見極めることが,患者さんの総合的QOLを向上させるカギだと思います.

「寄り添う」ことができない「壁」

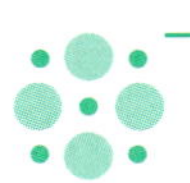

「寄り添う」とケア

昨今の緩和ケアの現場では「支える」とか「寄り添う」という言葉を頻繁に耳にします（本書でも頻繁に出てきます）．医療現場で使われる言葉にも流行り廃りがあって，「キュア（治療）からケアへのパラダイムシフト（価値観の転換）」がうたわれだしたころから，「支える」「寄り添う」という言葉も使われる頻度が増し，厚生労働省の資料などにもその言葉をみるようになってきました．この図8で表したように，キュアとケアの二分割で治療体系を分類する考え方では，患者さんが「これが自分のあるべき状態だ」と考える主観に，客観的状況を近づけるアプローチのことを「キュア」と呼んでいます．そして，主観と客観的な状況にズレがあるときに，人は苦痛を感じるのだと考えられています．

例えば，事故で腕を骨折したとしたら，「骨折をしていないで自由に腕を動かせる自分」が主観的な「自分のあるべき姿」で，その主観に対する「でもいまは骨折をしている」という客観的な状況のズレが苦痛につながりま

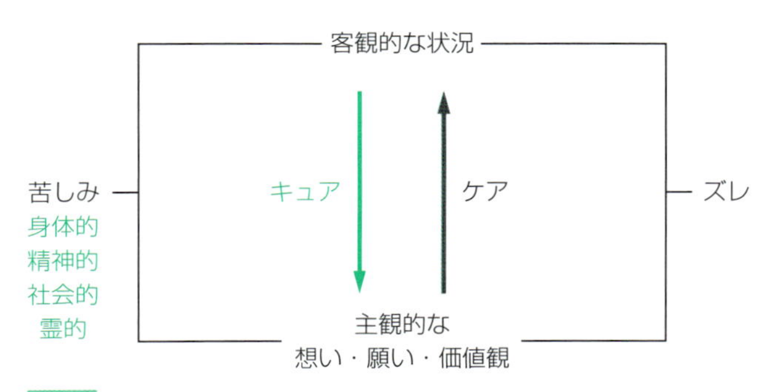

図8 主観・客観のズレと苦しみの関係

す．その客観的状況を手術やギプス固定などで治療していくことが「キュア」となります．

反対に，客観的な状況を主観に近づけることが難しいときに，主観を客観的な状況に近づけることを「ケア」と呼びます．例えば，事故で脚を切断してしまった状況では，そのときの主観は「本当は脚があってきちんと歩ける自分」ですが義足を作ることはできても本来の脚は戻ってきません（こちらが客観的状況）．「脚を失って，もう自分は生きていけない」と考える苦痛に満ちた主観を「脚が無くても生活できる自分」という考えに近づけられるように関わっていくアプローチが「ケア」となります．精神的な不安や喪失感を和らげるアプローチもそうですし，そもそも脚が無くてどうやって生活していくのか，といった「暮らし」という視点で関わることもそうです．その関わり方全体を表す用語として「支える」や「寄り添う」が用いられているのでしょう．

従来は，病院を中心として完治を目指す治療ばかりが取り上げられていました．しかし，日本全体が高齢社会を迎え，老化による機能障害や，進行がんや慢性心不全・呼吸不全といった，完治が難しい病気や状態を抱える方々が増えてきたことで，これまでの「完治を目指す治療」だけでは様々な面で齟齬が生じるようになってきました．そういった「キュア」偏重の治療体系への反省から，「ケア」も重要な視点として取り上げられるようになってきているという現状があります．

緩和ケアは，その言葉の中に「ケア」という語が入っていることからも，基本的にはケアを中心とした診療体系です．もちろん，緩和ケアでは「ケア」しかしない，というわけではなく，痛みどめを投与して痛みを止めるとか，胸水を抜いて呼吸苦を緩和するとか，そういった「客観を主観に近づける」治療も行っています．

「それは緩和ケアではない，緩和『キュア』だ」

という皮肉を込めた批判も耳にすることがありますが，ケアはキュアよりも高尚なアプローチということはもちろんありません．「医療の呪縛」のところで，私もキュアの視点からアプローチを繰り返す思考を批判しましたが，それはどちらかに偏ることがよくないのであって，「目の前の困っている

JCOPY 498-05716

人」を救うためにまず「キュア」的なアプローチが必要であればそうすればいいんです．以前，私が出会った緩和ケア医療者で，がんに伴う身体の痛みで苦しんでいる患者さんを前に，

「この方は，体の痛みに苦しんでいるのではなく，自分が生きてきた罪の意識にさいなまれて苦しんでいるのです．だから必要なのは鎮痛薬ではなく，ケアです」

ということをおっしゃった方がいましたが，まあ仮にそうなのだとしても鎮痛薬はまず投与すべきです．別に，鎮痛薬の投与と，ケアを並行して行えないなんてこともありませんしね．ただ，何でもかんでも「キュア」的なアプローチで解決しようというのも問題で，そのように体の痛みや苦しさを薬などで緩和しても，例えば進行がんの患者さんでは「がんが進行してもうすぐこの世から消えてしまうんだ」とか「自分はこんなに苦しいのに誰も自分をわかってくれない」「社会や家族のお荷物にしかなっていない自分は生きている価値がない」といった，薬や処置では治療できない苦しみを抱えることがあります．ここで「キュア」的なアプローチが身にしみついている医療者だと，すぐに「精神安定剤か抗うつ薬を投与すれば」と考える方向で思考は止まってしまうわけです．

こういった「自己の存在と意味の消滅から生じる苦痛」はスピリチュアルペインと呼ばれますが，この苦痛を緩和する基本的手法（スピリチュアルケア）のひとつとして，患者さんに寄り添い，傾聴・共感し，援助的なコミュニケーションを取っていくことが大切だと考えられています[6]．

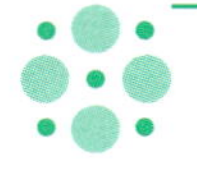

「寄り添う」の中身は？

「寄り添う」という言葉はスピリチュアルケアの基本的態度のひとつとして緩和ケアの現場でも，学会発表やはたまた学生さんの実習目標としても頻繁に用いられています．しかし，頻繁に用いられすぎたせいで，その本来の意味が見えなくなっているのではないでしょうか．

例えば，「患者さんの気持ちに寄り添った看護を行います」と言えば聞こえはいいですが「患者さんの気持ちに寄り添う」って，具体的にどういうことでしょう？　患者さんのベッドサイドに座っていれば「寄り添って」いることになるのでしょうか？　患者さんの手を握ってお話をよく聞くことですか？　患者さんのしてほしいことを聞き出してそれを実現すること？　しかも，それらをどれだけやれば「寄り添った」ことになりますか？　ベッドサイドで5分，10分？　患者さんが満足するまで？　24時間ずっとそばにいてほしい，と言われたらどうしますか？　もし患者さんが望んでいるのにそれができないのなら，「寄り添うこと」は不可能なことなのでしょうか？

言葉を，わかったような気になって安易に使うことは時として危険なことがあります．「寄り添う」などという耳触りのよい言葉を使うときには特にその意味を考えて使うことが大事です．そうしないと，「寄り添う」という言葉の中身もわからないまま「自分は患者さんに寄り添っているんだ！」という思い込みでケアを展開させてしまうことがあるからです．医療者が自己満足するために，患者さんに「寄り添う」わけではありません．ケアを行っていくことで患者さんにどんな変化が起きてきたか，そして自分がどう変化したか，そこまで評価する必要があります．

具体的に「寄り添う」とは何か，という問いへの答えは一概に言葉で表現するのは難しいですし，マニュアルにはなりえないことです．2015年の日本がん看護学会学術集会で福岡大学の青木芳恵さんが行っていたポスター発表（p.27-228）では，「寄り添う」ということ自体を明らかにする研究はまだなされていない，と前提した上で，日本における「寄り添う」と関連した文献を検索し，合計45文献の内容分析を行った結果を発表されていました．結論としては，寄り添う，という概念には「相手との違いを前提とし，関係性・時間性において，察して合わせる」という特徴があることを示しています．この研究で，もちろん検証的なことは言えないですが，相手の状況を察知し，自分がそこに入り込み即興的に「その状況に寄り添う」というのはひとつの方法論として興味深いです．

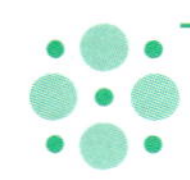

患者さんから，逃げない

この言葉は，神戸で在宅医療をされている新城拓也先生（しんじょう医院）が，講演で話されていたものです．緩和ケアでは，まずこの心構えをもつことが，とても大切なことだと思います．

医療者が，患者さんから逃げる？　そんなこと，あるわけない，と皆さんは思うかもしれません．それは一部の，いわゆるモンスターペイシェントとかいう場合の話だろう，と思われるかもしれませんね．「私は患者さんから逃げたことなど一度も無い」と言われるかもしれません．ええ確かに，そうでしょう．いつも皆さんは真摯に，患者さんに向き合っているでしょうね．でも，真摯に向き合うからこそ，患者さんから逃げている，少なくとも逃げたくなる経験はだれだってあるはずなのです．

例えば，予後数日で昏睡状態の患者さん，そして家族は心配して 1 日中付き添い，病室の空気は重たくピンと張り詰めている…．そんな病室に，足が遠のいた経験が，きっとあるはずなんです．病室に行っても，何もできない．家族には「先生（看護師さん），どうなんでしょうか」と真剣に問われる．でも，何もできない．患者さんの胸に聴診器を当て，点滴の滴下を見，尿カテーテルから尿が出ていることを確認し，

「血液検査の結果は変わりありませんでした」

とか，

「尿はしっかりでていますよ」

とか言う．ほら，逃げているでしょう．

予後数日の方に対して，医者や看護師ができることは血液検査や尿量のチェックだけなのでしょうか．真摯に，患者さんを「治そう」と思ってやっているからこそ「治せない」患者さんに直面したときに，無力感，罪悪感にさいなまれ，足はベッドサイドから，病室から，遠のいていきます．元気なときは，病状説明や検査説明を 30 分もベッドサイドでしていたのに，死にゆく患者さんの傍には 5 分もいることができない．回診で，患者さんのベッドサイドに立ったばかりなのに，足はもう出口のほうへ向いていませんか？

また，つらい，苦しい，と患者さんが訴えたときに「とりあえず」「その場しのぎの」投薬や検査をしていませんか．何かをすれば，とりあえず時間稼ぎになるし「何かをしてあげた」という（医療者の）一時的な満足感は得られる…．それも，ある意味一種の「逃げ」ではないでしょうか．

患者さんから，逃げない．これは，大変なことです．その心の動きを抑圧しなさい，というわけではありません．誰だって，逃げたくなります．死に向き合うことは恐いことです．そう思うこと自体は悪いことではありません．まず，その感情を認めることです．私だって，ちょっと気を抜けば，患者さんから逃げようとしているときはあります．それは本当につらいからです．でも，それを自覚した上で，でも自分は逃げることはしない，と「腹をくくる」必要があります．腹を据えて，覚悟を決めて，ようやく患者さんと向き合い，支えることができるのです．

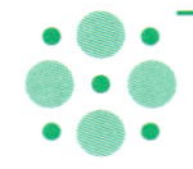

ベッドサイドに座ること

よく，緩和ケアでは「ベッドサイドの椅子に腰かけてゆっくり患者さんのお話を傾聴する」ということが，基本的態度として教えられます．確かに，悪い知らせを伝える際などに，きちんとベッドサイドに座って話をするほうが，立って話をするよりも好ましいとする比較試験もあります[7)]．ただ，コミュニケーションのテクニックや接遇の一環としてだけの意味で，私たちはベッドサイドに座るのではありません．「腹を据えて，覚悟を決める」ために，「この患者さんから逃げないぞ」と腹をくくるためにベッドサイドに座るのです（図 9）．

また先ほどは「ベッドサイドに座っていること＝寄り添う」でしょうか，と疑問を述べましたが，もちろん状況によっては，ベッドサイドで一言もしゃべらず，ただ手を握る，ということがよい場面というのも確かにあります．

私も，患者さんの病室で，話すことも尽きてしまったので，「では，そろ

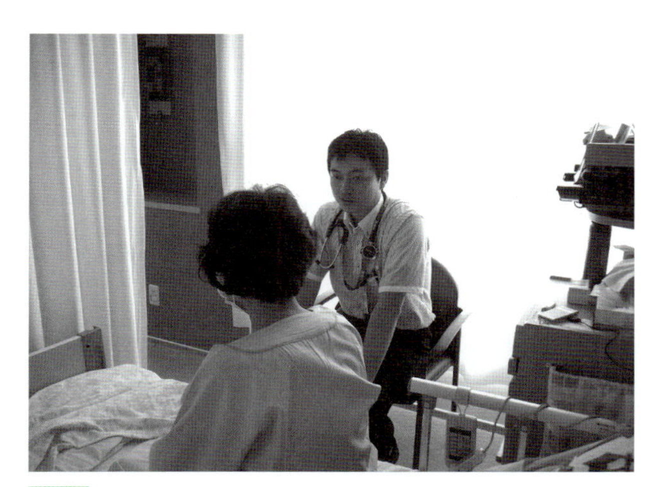

図9 ベッドサイドに座ることが基本

そろ」とご挨拶をして出ようとしたところ「先生，まだ行かないでください．もう少しいてくれませんか」と言われたことがあります．でも，だからといってまた座っても，特にお話があるわけではないのです．看護師さんならそういう経験がたくさんあるでしょう．そういったときに「寂しいんですね」とひと言で片付けるのは簡単ですが，私たちの想像する「寂しさ」と，それら患者さんの訴える「もう少し一緒にいてほしい」は本当に同じものでしょうか．私は，一般的に友だちや恋人同士が使うような「えー，もう帰っちゃうの？　もう少し一緒にいたいな」というトーンと，患者さんの発するあの切羽詰まったトーンは，絶対に同じものではないと思います．私が知ったかのように患者さんの心理を解説することはできませんが，想像してみてください．もしかしたら数か月中に，自分という存在がこの世から消えて無くなってしまうかもしれないというときに，誰もいない病室で一人で天井を見つめている気持ちを．

患者さんが「もう少し一緒にいて欲しい」と口に出したときはもちろんですが，何かいいたそうな雰囲気を出しているようなスッキリしない空気を感じたときは，沈黙をもって患者さんのベッドサイドに居続けることも，「寄り添う」ひとつの形です．仮にひと言も言葉を交わさなくてもいいのです．

「沈黙」だってひとつの対話です．ここでも「察して合わせる」ことです．毎日来てくれるだけで救われる，という方もいらっしゃるのです．

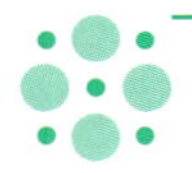

患者さんという「人間」に好奇心をもつ

病院の忙しい現場では，患者さんが次々入院しては，短い在院日数で次々に退院していきます．また，医療が高度化・複雑化し，医療者は新しい技術や機器の習得に追われていますし，各種手続きなどの書類仕事もまだまだ多い状況です．そんな中で，看護師や医師がベッドサイドに座って，ゆっくりお話をする時間はどんどん少なくなってきており，患者さんが病院の「外」でどういう生活をしていて，どういう人生を歩んできた人だったのかということに思いを馳せる余裕も，無くなってきているように思います．時に，患者さんがまるでベルトコンベアーに乗せられた「商品」のように入院→退院のルートを流れていくのを，安全に過ごせればOKと扱われているように見えてしまうのは，私だけでしょうか．

医療者は，医療という狭い世界に患者さんを押し込めて，個性を剥ぎ取って接しがちです．少なくとも，患者さんに「寄り添いたい」と考えているのであれば，患者さん，というか○○さんという一人の人間の人生に対し，好奇心をもって接する必要があります．そうすることで初めて，その人は「大腸がんの症例」から「八百屋の○○さん」に変わるのです．まず，患者さんという「人間」へ好奇心をもってください．

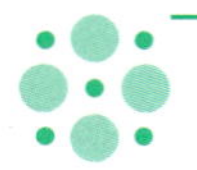

言葉を紡いで薬に変える

沈黙をもって寄り添う場面もある一方で，日常では，患者さんと言葉を交わす場面も多いでしょう．

「お体の具合は，いかがですか？」

「今日は寒いですね」

「夜は，よく眠れましたか？」

私たち医療者は，日々患者さんやご家族に，たくさんの言葉をかけています．言葉というのは簡単に口に出せるけれども，その分，その扱いには注意が必要なこともあります．医療者が発する言葉は，薬になることもあれば，毒になることもあるからです．「たかがほんの一言でしょう？」と医療者がそのことに無自覚であることが多いのが問題を大きくしています．体が弱った人に，薬の副作用が強く出やすいように，心の弱った人には言葉の与える影響が強く出やすいと考えたほうが良いです．

「余命は 1 か月程度と思われます」

「食べないと，元気になりませんよ」

「モルヒネを使うと苦しみはとれますが，いのちが短くなる可能性があります．使ってもいいですか」

「痛みどめは先ほど飲んでもらったので，もう少し我慢してください．あまり使いすぎるとクセになりますよ」

1 年以上前に，医師や看護師から言われた不用意な発言にずっととらわれ続けている患者さんもいます．

特に意識すべきなのは，私たちの安心のために患者さん・家族へ「毒となる言葉」を告げている場合があることです．近年のインフォームド・コンセントをしっかりとりましょう，という流れは一部おかしな方向へ走り出しています．「事実を告げること」は大事ですが，その事実に対する答えを医療者がもっていないのに，その答えを出す作業ごと，患者さんや家族へ押しつけている例があります．

例えば，

「がんで消化管に穴が空いたようです．元々の余命も 2〜3 か月程度でしたが，すぐに開腹手術をしないと今日中に亡くなる可能性があります．ただ，手術自体で亡くなったり合併症で苦しむ可能性もあります．そういう状況なのですが，手術しますか？　どうしますか？」

「お父様は誤嚥性肺炎を繰り返し，もう口から食べ物をとるのは難しくなっています．栄養を取らないと餓死の状態になりますし，それを避けるためには胃瘻の手術が必要です．さあ，どうしますか？」

一見，どこが「毒」かわからないかもしれませんが，身体的にも精神的にも弱っている患者さん本人に，このような答えの出しにくい選択を迫ること自体が侵襲的ですし，家族がこの決断を迫られると，どちらを選んでも「私の選択が患者を苦しめる（もしくは命を縮める）ことになったのでは．本当にこれで良かったのだろうか」という葛藤に悩まされることになります．そこまで考える想像力が私たちには必要です．

こういった，誰にとっても「毒」になるような言葉もあれば，その人そのときによって「毒」となる言葉もあります．できる限り，「毒」とならないであろう言葉を投げかけながら，言葉のやり取りを繰り返し，その人の価値観や意図を探っていく作業が大切です．

私たち医療者は，現場では常に不安を抱えています．その人の人生を，ある程度左右する決断をしなければならない場面は何度もあります．しかし，そういった場面において，自分が安心したいがために，患者さん・家族へその思いを押しつけてはいけません．先の例でいえば，

「私は医師として，どちらかといえば手術をしないほうがよいのではないかと考えています．その理由は～です．自分の家族が同じ状況であれば，私はこちらを選ぶでしょう．でも，それはあくまで私の考えで，皆さんがやはり手術をしたほうがよいと考えるのであれば，～といったリスクはありますが，外科の先生に相談してみましょう」

といった感じで，プロフェッショナルとしての推奨とその根拠を示して軽い方向付けをした上で，他の選択肢の相談をします．その際，患者さんが以前に話していた価値観などの情報があれば，それも持ち出して話してみるのもいいでしょう．結果的に，「先生や看護師さんの言うとおりにしたらあまり良いことがなかった」と責められることもあるかもしれませんが，責められたっていいじゃないですか．私たちは職業人として，患者さんを悲しませたり失ったりすることでの負のエネルギーを他のどこかで解消することができます．でも患者さんや家族にとって，何か思わしくない結果で終わったときに，それを責める相手も，やり場のない思いをぶつける相手もいないので

は，つらすぎると思いませんか．私たち医療者が，その思いのはけ口になったって，いいじゃないですか．

言葉を「毒」としないために，口に出す言葉は一つひとつ丁寧に選ばなければなりませんし（そう，まるで薬を一つひとつ調合するように！），選んだ言葉を，どういう順番で出していくか，きっちりと組み立てる必要があります（そう，治療計画を組み立てるように！）．そして，実際の場では，ある程度の演技と演出も必要ですし，それと同じくらい，魂の表出も必要です．「私は本気ですよ」という覚悟・気迫をもって（内に秘めて）患者さんや家族と接することでようやく，言葉は「薬」に変わっていくのです．相手の様子を常に見ながら，あるときはぐっと押し，またあるときはスッと引く．そして自分が出した言葉の効果をはかり，相手の言葉を受け，次の言葉を継ぐ．毒となる言葉を避け，薬となる言葉を紡ぐ．

このような真剣な会話をしていると，時に私は，人生という盤面の上で言葉を駒として将棋やチェスのようなやり取りをしているような感覚に襲われることがあります．相手がどのような「手」を打ってくるか見て，自分がこういう「手」を打ってきたら，相手がこう反応して…といった具合です．将棋がうまくなろうと思ったら定石（定跡）を学ぶことは必要ですが，定跡を本だけで学んでいるだけでは決して上達しません．実際にその定跡を実践しなければ技術も磨かれることはないように，緩和ケアに携わるなら「言葉」のもつ効果に専門家として向き合い，対話の経験を積み，「言葉」を扱う技術を磨いていかなければなりません．そして，言葉だけではなく，態度や振る舞いを含めた「自分という人間がもつ治療効果（治療的自己）」にも，ひたむきに向き合わなければなりません（視線の向け方やジェスチャーの使い方も）．そういった細かいことに一つひとつ向き合うことは，時に苦しみを伴うこともありますし，悩みも尽きません．それでも私たちはプロとして，それを行っていかなければ，目の前の方々にとても失礼なことになるでしょう．死までの時間を精一杯生きている，その「生」に寄り添うために，私たちは自分の「効果と毒」に敏感になるべきと思います．

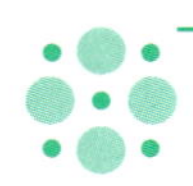

「忍」の一文字

「寄り添う」を実践するときに，当院のスタッフたちとよくこの「忍」の一文字を共有しています．私たち医療者だって人間ですから，当然考え方や価値観が合う患者さんもいれば，まったく合わない患者さんもいます．また，それまでは価値観が合っていても，身体や精神が弱ってくれば，会話は冗長になり言葉は聞き取りにくくなります．突然の「怒り」の表出を向けられることだってあるでしょう．そういったときに，価値観が合う患者さんや家族には寄り添うけれども，合わない方には寄り添わない（寄り添えない）のだとしたら，それは本当の意味で「寄り添いを実践している」と言えるのでしょうか．

ただ，無防備なままで苦手な患者さんや家族へ寄り添おうと無理をすることは，結果的に患者さんへの陰性感情を増大させたり，医療者自身のバーンアウト（燃え尽き）を引き起こさないとも言い切れません．なので，当院のチームではそういった患者さんや家族に対峙するときに「心に『忍』の一文字を置こうね」と言い合っているのです．

「忍」は「忍耐」の「忍」で「しのび，がまんする」という意味ですが，何となくもう少し軽い意味合いで使っています．「辛いのを我慢して耐え忍べ！」という苦行的意味合いではなく，心を軽くするおまじないのようなものです．それならば別に「忍」の一文字じゃなくても何でもいいのかもしれませんが．でも，苦手な方と向き合って寄り添う必要が出たときに，「ああここは『忍』の一文字だな」と思うだけで，張り詰めた心がすっと軽くなり，1 時間でも 2 時間でも無心でお話を聞けるものです．心を平静に戻すことで，相手が何を言っているのか，何を言いたいのかに耳を傾ける余裕も出てきます．そして，こちらが余裕をもって話を聞いていることで，患者さんにも，心を整理したり安心できる余裕を与えることにもなります．

別に「忍」でなくても構いませんが，こういった心のガス抜きの手段をいくつか用意しておくと心を守るのに意外と意味がありますし，臨床の結果もよくなるものです．

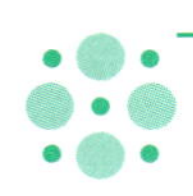

盲目的に尽くすことと寄り添うことはイコールではない

患者さんや家族に寄り添おうとするときには，患者さんの人生や思いに付き合っていくぞ，という覚悟は必要です．しかし，献身的になるあまり，患者さんの人生や苦しみを自分が担ってあげよう，というのは行き過ぎた思いです．それは寄り添っているのではなく，盲目的に「(患者さんや家族の)思いに巻き込まれている」のです．患者さんや家族のために，精神的にも身体的にも元気な自分が，かわいそうで非力な（と医療者が思っている）彼らの求めることに全力で応えて「あげよう」とすること，例えば，

- 患者さんの思いを，医療者としての解釈なしにそのまま他の医療者にぶつけ，攻撃する
- 日中夜間を問わず，患者さんに求められれば自分がベッドサイドにかけつけ対応する
- 患者さんが「あれをしたい」「これもしてほしい」という思いに無理をしてでも応える

といった行動が出てきているときには，「(盲目的に) 巻き込まれていないか」について一度冷静になったほうがよいかもしれません．医療者側が患者さんや家族の思いに振り回され，結果的にお互いに傷つけあったり，適切なケアの方向へ向かない場合があるからです．

私は以前，スピリチュアルペインの構造を説明するひとつの理論である「村田理論」の講義を受けたときに，

「患者さんに寄り添って，傾聴を繰り返し，自分としては最大限のスピリチュアルケアをしたとしても，スピリチュアルペインが解消されない患者さんにはどう接すればよいですか．もっと他にできることがあるのでしょうか」

と質問したことがありますが，それに対して指導してくれた先生の答えは

「それは仕方ないわ」

というもので，びっくり仰天したことを覚えています．つまり，患者さんの

苦痛は患者さん自身のものであって，他人である医療者が共感することはできても，代わりに所有したりコントロールできるものではないし，しようとすべきでもない．スピリチュアルケアをすることで全てのスピリチュアルペインを解消しようと考えるのは，

「いかにも医者っぽい考え方やな」

とのことでした．

患者さんや家族の思いに巻き込まれて，代わりに苦痛を引き受け解決しようとする態度は，結果的に本人たちが自ら苦痛に対応して解決しようとする力を奪っている可能性があります．患者さんが医療者に依存することで，「赤ん坊のように，身も心も委ねているだけで，先生や看護師さんが何とかしてくれる」となりかねません（巻き込まれるということは，「患者さんには，私がいないとダメになってしまう！」という逆の依存も生じます）．子供を育てるときだって，食事から着替えからトイレから，年を重ねても全部親が先回りしてやってしまっていては，いつまでたっても自分でできるようになりませんよね．ある程度は自分でやらせてみて，困っているところに少し手を添えて，また自分でやらせてみる．それは，時としてもどかしい部分もありますが，それこそが成長していく過程なのです．患者さんに対しても，スピリチュアルペインに対して医療者がすぐに答えを出そうとしたり代わりに担ってあげようとするのではなく，患者さん自身がもつ力量と限界をはかりながら，苦痛と向き合う手助けをし，なかなか出ない結果にやきもきしながらも，最後まで付き合うことが大切なのでしょう．患者さんは決して，弱くて非力で私たち医療者が「護ってあげないと」というだけの存在ではありません．

以前に，

「私がこれからどう生きていったらいいか，人生で目標となるものは何か，教えてください」

とおっしゃられた患者さんもいらっしゃいましたが，「それは○○ですよ」と他人である私たちが示せるものではありません．私たちは他人の人生を操作することはできませんし，そんな権利もありません．教祖じゃあるまい

し．患者さんに寄り添おう，と考え実践するときには，必ずこうして「巻き込まれていないか」「相手を所有したり支配したりしようとしていないか」を冷静に見直すことも大切です．

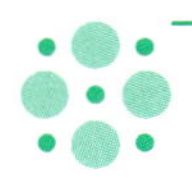

「巻き込まれる」なら チームで巻き込まれよう

前の項で「患者さんや家族の思いに巻き込まれていないか，冷静に見直すことも大切」ということを書きましたが，「巻き込まれないようにしよう」と構えるあまりに，患者さんとの間に壁を作りすぎてしまい，結果的に寄り添うこともできなくなるのでは本末転倒です．混乱するかもしれませんが，ある程度は「巻き込まれる」ことはケアの現場では必要です．ただ，それが「盲目的に巻き込まれている」のか「自覚的に巻き込まれている」のかが違うということです．

寄り添っている自分を見直したときに「あ，いま私『巻き込まれているな』」という自覚がある，でもこのまま巻き込まれた状態―相手の「世界」にどっぷりと入り込んだ状態―でケアを続けていくのがベスト，という冷静な判断ができるかどうかということです．ただ，どこまでが「自覚的」で，どこからが「盲目的」なのか，というのを自分で判断しながらバランスを取っていくことは，ある程度経験を積まないと難しいかもしれません．自分では「自覚的」であったとしても，傍から見ると「盲目的」になっている場合もないとは言えません．でも，ケアの勉強中のうちは，「自覚的，自覚的」と意識しながら，結局「盲目的」に巻き込まれて「失敗しちゃったなー」というほうが，最初から巻き込まれないように避けて通るよりかはよいかもしれません（p.201「メタ認知：離見の見」も参照ください）．私は医師だからなのか，この「相手の世界にどっぷりと入り込んだ状態」でケアをするということがどうも得意ではありません．入り込んだつもりでも，どうしても冷静に病態生理を考えたり検査や処方を考えたりと，どこか一歩引いている部分があるように思います．熟練した看護師が，相手の「世界」に入り込んでその人や苦しみを自分事のように理解しようと努め，それでいて自分を見失わずにケアをし，成果を出す姿を見ていると，看護の専門性の凄さに戦慄を覚えます．

【ケースファイル】

身体表現性疼痛？　の患者さん

「自覚的に巻き込まれよう」という場合に，そう思っていても「盲目的」にならないために，次のケースのように他のスタッフとチームを組んで役割を分けながら関わっていくのも，ひとつの手段かもしれません．

A さんは 60 代の女性で，夫を早くに失ったのち，スーパーでのレジ打ちをしながら娘さん夫婦と同居して暮らしていました．ある暑い夏の日に熱中症の症状で救急搬送され，病院で点滴を受けて自宅に戻りました．しかしその後から，1 日に数回の発作的な腹痛が始まり，日常生活もままならないほどの激痛のため再度救急搬送され近隣の病院に入院となりました．いろいろと検査を行い，痛みどめも投与され，最終的には開腹手術で胆のうを摘出したりといろいろなことをしましたが，一向に痛み発作は良くなりません．

痛みの発作がないときは全く症状がなく，笑顔で会話をしたり，院内で買い物をしたりもできるのですが，ひとたび発作が起こるとどんな痛み止めも効果がなく，ベッド上でのたうちまわるのです．日中夜間を問わずに繰り返される発作に悩まされた病棟ではいつしか，「あのひと本当は病気がないのに痛がっておかしいのよ」と噂されるようになりました．そして，「あの人は精神的な問題のあるひとだから」とレッテルを貼られた A さんは，痛みを訴えても「さっき痛みどめ使ったんだから我慢してください」と言われて，あまり相手にしてもらえなくなっていきました．

最終的には病院から退院となりましたが，自宅でも発作は止まりません．抗うつ薬や抗不安薬，オピオイドまで使用しましたが効果は得られませんでした．精神科や，大学病院のペインクリニックにも相談しましたが，あまり参考になるアドバイスはもらえません．

最初に発作が起きてから 1 年，痛みの発作のため入退院を繰り返していたAさんはそれまで続けていた仕事も失い，友人との付き合いもやめ，自宅でも繰り返される痛みに家族も疲弊し関係も悪化していました．困りはてた担当医は「がんの方ではないのですが…」と申し訳なさそうに，5回目の入院の際，緩和ケアチームにコンサルトをしてきました．

●「痛みがあることを信じる」こと

Aさんには「身体表現性疼痛」という病名がつけられていました．身体表現性疼痛（疼痛性障害）とは，その痛みの原因となる身体的疾患が特にないにも関わらず，本人にとって社会的な機能障害を起こすほどに著しい疼痛を起こす精神疾患のことです．いわゆる「詐病」ではないのですが，相変わらず病棟では「またあのやっかいな人が入院してきたのよ」と話されていました．

緩和ケアチームの中でまず確認したことは「Aさんに『痛みがある』ことを信じること」でした．これまでは，病棟の看護師も，担当医も，そして家族さえも，Aさんに痛みがあることを信じてくれていませんでした（少なくともAさん自身はそう解釈していました）．なので緩和ケアチームでは「私たちは疑ってはいけない．私たちは，彼女が『痛い』という以上は，そこに痛みが『ある』と信じて対応しよう」ということをまず確認しました．

入院後すぐ，彼女の「発作」は始まりました．地獄絵図とはまさにこのこと．鬼のような形相でベッドの上を七転八倒し，ベッド柵を蹴り飛ばしながら叫びます．この細い体のどこからそんな力が，と思うほどベッドの柵は歪み，髪を振り乱して暴れます．とりあえず何か鎮痛薬を，ということでブプレノルフィンを投与してしばらく付き添っていると，徐々に発作は治まってきました．しかし，その効果はすぐになくなってしまい，同じように「発作」を繰り返す日々が続きました．

緩和チームのB医師はまず，彼女の「発作」を和らげる薬が他に何かないかを探し始めました．「本当に身体表現性疼痛でいいんだろうか？　何か見落としているんじゃないだろうか？」と考えて，痛みの改善に取り組んだのです．チーム看護師Cさんも何らかの薬が見つかれば，と願いつつ，いま目の前で「発作」で苦しんでいる彼女に，看護師として何ができるかと考えました．でも正直，何をしていいかわかりません．「発作」で苦しむAさんを見ているのは苦しく，その場から逃げ出したい，とりあえず効かなくてもいいから何か薬を使って気休めにでもしたい，という感情に襲われますが「ここで逃げたらいけない気がする」と，発作の間中，彼女のベッドサイドに付き添いました．かけられる言葉すらありません．じっとベッドサイドに座り，A さんの背中をさするだけです．1 日に何度も発作をおこし，そのたびに C さんが呼び出された日もありました．ベッドサイドにいると，C さん自身も次第に苦しくなってきて，いたたまれなくなるけど，逃げ出さずに寄り添い続けました．そしてそのうちに，C さんは，「彼女が感じている苦痛の世界は，どんなものなのだろう．向き合うのではなく，同じ立ち位置に立つことはできないだろうか」と，自分の心を A さんの心と共鳴させて同じ苦しみを体験しようとしました．

B 医師はオピオイドや鎮痛補助薬などいろいろと考えて投与してみましたが，どの薬剤もあまり効果を示しませんでした．しかし，看護師 C さんが寄り添いを続けていくことで，A さんはほんの少しずつですが変化をみせるようになってきました．

「C さんが来てくれて背中をさすってくれたおかげで少し楽になった」「早く退院して自分の家に帰りたいな」という言葉も聞かれるようになり，発作の頻度や程度も少しずつですが減っていきました．B 医師はその様子を見て，薬をあれこれ試すのを中止し（「何か薬がほしい」という A さんの薬剤に対する精神的依存もありそうだったので），C さんのサポートをしていくことを第一に考えるようになりました．

看護師 C さんは，A さんと家族との関係の調整も試みました．A さんと娘さんとのこれまでの関係を聞き，夫を亡くしてからこれまで，お互いに依存しあう（親離れ・子離れができない）関係性があるように C さんは思いました．その関係ができていたところに，娘婿さんが結婚・同居という形で入ってきたことにより，次第に関係性が崩れたことが，もしかしたら身体表現性疼痛のきっかけになっているのかもしれないと考え，A さんに自立を促し，娘さんとの関係を見直すように働きかけていきました．

●自覚的に巻き込まれることをチームで支える

しかし，それでも発作はゼロにはなりません．相変わらず続く発作に寄り添うCさんは次第に精神的に疲弊し，それを見ていたB医師は「(盲目的に）巻き込まれかけている」と危惧しました．そこで，あるカンファレンスのときに，

「Cさん，そんなに入り込みすぎるとあなたがバーンアウトしてしまうよ．そんなに入り込み過ぎないほうがいいのではないかな」

とB医師が話しましたが，

「でも先生，Aさんへの看護ケアはこれくらい入り込まないとできません．看護師と医師の立ち位置は違うんです」

とCさんは答えました．B医師は，

「いや，でも…」

と，Cさんの言っていることに反論しようとしましたが，

「そうだね，Cさんはよくやっている．言っていることもよくわかるよ」

と，緩和ケアチームの他のメンバーがB医師を制し，その場はおさまりました．

しかし，このディスカッションで，看護師Cさんは「B先生は看護の専門性をわかっていない．でも確かにB先生のおっしゃっていたように，巻き込まれていた部分もあるのかもしれない．Aさんとの関係性はこのままでいいと思うけれども，指摘されたことで自分が巻き込まれていることを自覚できたな」と冷静になるきっかけを得，そしてまた他のメンバーの「Cさんの言っていることはよくわかるよ」という言葉は，Cさんにとっての精神的な救いになりました．もし，一人でケアを続けていたら，本当にバーンアウトしていたかもしれませんし，Aさんからの精神的依存を形成して逆に疼痛を強める結果になっていたかもしれません．

その後，CさんはAさんとの関係性を見直し，引き続きチームで関わっていくことで，次第にAさんは精神的にも自立し，疼痛ともうまく付き合えるようになっていきました．

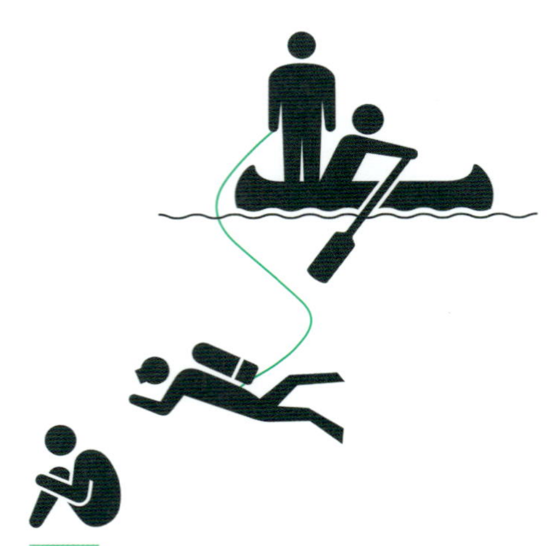

図 10 一人では深く関われなくてもチームならできる

［解説］

一般的には，医療者が患者さんの心情や状況に深く入り込みすぎることは，医療者側・患者さん側双方にデメリットをもたらす可能性があり，寄り添いながらも冷静に対応することを勧められる場合が多いでしょう．しかしこのケースでは，看護の専門性をもって，このくらいの深さで関わるＣさんのような人が必要なケースだったのだと思います．例えて言うなら，Ａさんの心の琴線は彼女の世界でいう深い海の底のようなところにあり，そこまで潜っていかないと根本的な解決に至らなかったかもしれません（図 10）．後にＣさんは，

「Ａさんはこの１年間，この苦痛の世界で何を見て，何を考えていたのだろう．仕事も友人も，家族との関係も失い，どんな体験をしてきたのだろう．彼女の世界をぴったり一致するように知ることはできないけれども，彼女の苦痛の世界に入り込んで，彼女の苦しみを同じように『感じる』ことができない限り，私はこの人のケアをすることはできないんじゃないか，と思ったんです」

と，当時の行動を振り返り，またＡさんは，

「これまでこの『発作』で，たくさんの人が自分から離れていった

し，色々な関係性も失いました．どうせ，今回もそうなるだろうと思っていたんですけど，Cさんやチームの方々は私から離れていかなかったんです」

と語りました．

しかし，Cさん一人ではその深さまで思い切って行けないか，行っても帰ってこられない（バーンアウトするか状況が悪化する），ということが起きた可能性があります．Cさんも，彼女の世界の外から冷静に命綱をもっていてくれるチームメンバーがいたからこそ，「この深さまで行っても大丈夫，そして私は『深いところまで行っている』ことは自覚できているしみんなも見守っていてくれている」という安心感があったからこそ，寄り添い続けられたのかもしれません．

文献

1）Miyashita M, et al. Good death in cancer care: a nationwide quantitative study. Ann Oncol. 2007; 18: 1090-7.
2）NHK クローズアップ現代 Web サイト．http://www.nhk.or.jp/gendai/kiroku/detail02_3351_2.html
3）江口研二，ら．OPTIM Report 2012．青海社；2013. p.78.
4）江口研二，ら．OPTIM Report 2012．青海社；2013. p.127.
5）Morita T, et al. Effects of a programme of interventions on regional comprehensive palliative care for patients with cancer: a mixed-methods study. Lancet Oncol. 2013; 14: 638-46.
6）Murata H, et.al. Conceptualization of psycho-existential suffering by the Japanese Task Force: the first step of a nationwide project. Palliat Support Care. 2006; 4; 279-85.
7）Bruera E, et al. A randomized, controlled trial of physician postures when breaking bad news to cancer patients. Palliat Med. 2007; 21: 501-5.

コラム　私，病気になってもいいんだ！

「私，病気になってもいいんだ，と思えるようになりました」

これは先日のがんサロンで参加者の一人から言われた言葉です．これを聞いたとき，私はとても驚いたのと同時に，嬉しくなりました．なぜでしょうか．普通であれば，「病気になりたくない」「病気は予防しないと」と考えるでしょうし，いざ病気になれば「早く治してくれ」「どうしよう」というところでしょう．でも，その方がおっしゃるには，

「私は，この病院の近くに住んでいますが，何かあったときでもこの病院にかかれば優しいスタッフがいますし，苦しくてもケアをしてくれるシステムもあります」

だから，いつでも「病気になってもいいんだ」と．これはつまり，病気になっても「何とかしてくれる（必ずしも絶対に治してくれる，というニュアンスではない）」という信頼と安心から出る言葉で，それは医療の目指すある意味究極な姿じゃないかな，と私には感じられたのです．

病気（になった状況）を，**意識していないから**怖さを感じていない，ということと，

病気（になった状況）を，**意識してもしなくても**，特に怖くないと思える，ということ．

どちらも普段は特に何も感じていないという点では一緒ですが，実際には大きな違いがあると想像できるでしょう．病気になっても，治っても，治らなくても，私はみんなに支えられて精一杯生きられる…そう思えるコミュニティって，すごいんじゃないかな，と．

そして，そう思える助けをできたのが自分の病院だと思うと，それは涙が出そうなほど嬉しい言葉だったのです．

こんな言葉が聞けるのも，がんサロンの醍醐味のひとつでもあります．

Chapter 03

3章 哲学の難しさという「壁」

この本のテーマのひとつは「哲学」ですが，私は個人的には「ニーチェがこう言った」とか「ハイデガーがー…」とかをごちゃごちゃ議論するのはあまり好きではありません．先人の思考とその批判的継承の歴史を学ぶことには（それなりの）意義がありますが，それらをそのまま引用しまくったり，難しい用語のオンパレードでは，伝えたいことを伝える前に，読んでもらえない可能性があります．

哲学という学問は，「生と死」の問題や，「愛とは何か」「幸福とは何か」「希望とは何か」など，中々答えが出しにくいところが対象分野になります．そういうことって普段はあまり考えないですけど，本当はみんな自分が「どう生きるか」ということを考えながら，その個人の「哲学」に従って日々選択を重ねながら，人生を歩んでいるはずなんです．無意識にでも．だから，ちょっと立ち止まって哲学を学ぶってことは，本当は人が生きていく上でとても大切なのだと思うのです．けれど，哲学自体がわかりにくい用語で固められることで，多くの人をその本質から遠ざけている気がします（というのは昔からある哲学への批判ですが）．

でもここで，私もひとつふたつ，「○○はこう言った」の引用・解釈をしてみようと思います（先ほど「好まない」と言っていたくせに）．それは，そうしたほうが，この本を書いている私自身の思想の根源が少しわかってもらえるような気がしますし，これらの言葉のご紹介で皆さんがこれから様々な「壁」を乗り越えていくためのきっかけになるかもしれないと考えるからです（言い訳）．なるべく医療現場で役立つ（というのはちょっと語弊がありますが）ところに絞るつもりですし，かみ砕いて解説しようと思いますが，途中でいやになった方はこの章を読み飛ばしてもらって構いません．自分は他の思想体系のほうがピンとくる，という方はそれでもよいと思います．では，いきます．

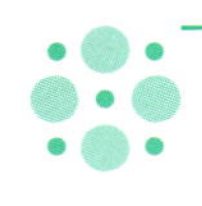

「色即是空」という言葉を聞いたことありますか？

色即是空
空即是色

意味はわからなくても，この言葉を聞いたことがある，という方は多いのではないかと思います．これは，仏教のお経である『般若心経』の中にある一節で「しきそくぜくう，くうそくぜしき」と読みます．『般若心経』は数あるお経の中でも最もポピュラーなもののひとつで，各国語にも翻訳・解釈され全世界で読まれている経典です．最近だと，インターネット上でロック調の現代語訳が出されて話題になりましたね（後で紹介しますが，検索サイトで「般若心経　現代語訳」と入れるとまとめがたくさんみつかります）．

でも仏教，と聞くと，

「げっ，哲学でも抵抗あるのに宗教の話？」

と思われる方もいるかもしれません．ただ，ひとくちに宗教といっても「私を信じよ！　信じれば御利益あります」みたいなのはごく一部です．仏教は，もともとは人が生きていくことでの様々な苦しみからどうすれば逃れられるか，というところから始まった思想・学問体系ですので，哲学的に学ぶことも多いのです．あのアップル社の故・スティーブ・ジョブズも，仏教のひとつである「禅」に魅せられ，多大な影響を受けたというのも有名な話です（だから仏教が優れている，というわけではありませんよ）．

まずは「空」とは何か，ということからお話します．例えば，皆さん誰しもが恋愛して失恋した経験はあるでしょう？　私もたくさん失恋してきましたが，失恋したら，苦しいですよね．数日は，食事ものどを通らなくなったり，自分の部屋で思い出の写真を眺めながら泣いたり，突然海が見たくなって車を走らせたりしましたよね（注：私の実体験ではありません）．ただ，そうやって苦しんで苦しんでいたときに，ふと私は「この苦しさはどこからくるんだろう？」という疑問というか，好奇心めいた思いを抱いたのです．それで，ずーっとこのことについて考えて考えて，自分が出した結論は「ああ，この『苦しい』というものは，本当は『ないない（無）』なんだ」ということ．

私たちは，「苦しい」とか「悲しい」とかという気持ちが「心の中」に「ある」，と思っています．でも，その気持ちは結局のところ私自身が生み出したもので，「実態の無いもの」なんです．失恋した，ということは事実としてあるとしても，そのことで影響される私の「心」のほうは私自身の見方を変えれば「ないない」になるんじゃないかな，と考えたわけです．

こういった，愛する人と別れる苦しみは，人間８つある苦しみのうちのひとつと言われていますが，生きる苦しみや死の苦しみもこの「ないない」で考えようということが，この『般若心経』で説かれている「空（くう）の哲学」といえます．「空＝ないない」というふうに，いまは解釈しておきましょう．

この『般若心経』には，「色即是空，空即是色」以外にも多くのフレーズが書かれていますが，そのほとんどが「空の哲学」を解説しているものです．その中で，

五蘊皆空

という言葉が出てきます．ごうんかいくう，と読みますがそのまま訳せば「五蘊（ごうん）は皆，空です」となります．これだけだともちろん何のこっちゃ，となりますので，まず五蘊から解説します．五蘊とは「色（しき）」「受（じゅ）」「想（そう）」「行（ぎょう）」「識（しき）」の５つのことを指しますが，この「色」は「色即是空」でも出てきた「色」で，物質世界や存在のことを指します．そのあとに続く「受想行識」は私たちがもっている感覚や思い，行動といった働きを指します．つまり，世界は「色」からできていてそれを私たちは「受想行識」で感じたり，考えたりという活動をしていると思っているわけです（図 11）．もっと簡単な例で言えば，ジュージュー焼けているステーキが目の前にあったとして（これが「色」），それを見て私たちは「いいにおいがする」「美味しそうだ」「ナイフで切って食べよう」と思いますよね（これが「受想行識」）．だけども，『般若心経』では

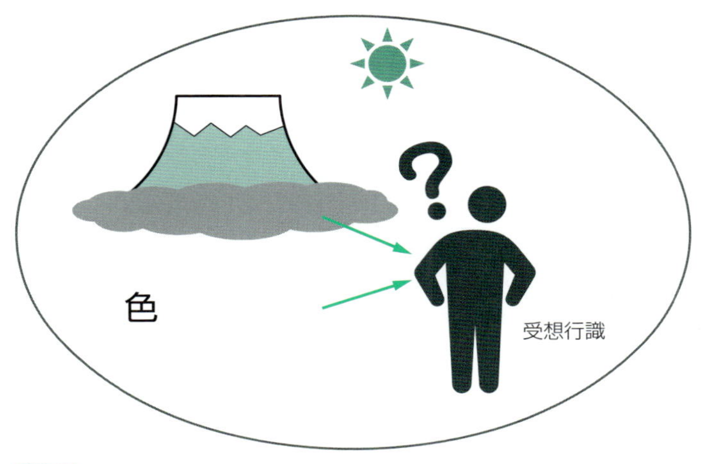

図 11 「色」と「受想行識」＝五蘊

「五蘊皆空」という言葉でこの全てを「ないない」と言っているのです．

「バカなこと言うな，美味しそうなステーキが，現に目の前にあるじゃないか！」

と考えるのが普通ですが，まあ怒らずにもう少しお話を聞いてください．ステーキが「ある」，とあなたはおっしゃいますが，その「ある」ことをあなたはどうやって証明しますか？　あなたが見ている通りに，そのステーキはそこに「ある」のでしょうか？　少なくとも，私が見ているステーキとあなたが見ているステーキは全く別物（に見えている）かもしれませんよね．「においが獣くさい」「そういえば硬そうな肉だな」「私がいつも食べている神戸ビーフのほうがいい肉だな（ウソです）」とか．そのときに，どちらの見え方（感じ方）が「客観的に正しい」かって，誰に決められるでしょうか？　これがベジタリアンだとかそもそも肉を食べない文化背景がある地域の方など，もっと価値観が異なる人が見ればこれは「食べ物」とすら思ってもらえないかもしれないですよね．それくらい，私たちの感覚というものは曖昧で，人によって異なる可能性が高く，あてにならないものなのです．そう考えると，自分の感覚（受想行識）を通して見ているこの世界（色）も，やはりあてにならない，「ないない＝空」だ，ということになります．あなたはあなたの「ものさし（価値基準)」で世界を見ているけど，それが「絶対」だと考える根拠はないのです．そもそも，過去から未来において，不変のものなど何もありません．例えば先ほどのステーキだって，数週間前までは牛そのものだったのでしょうし，今は美味しそうでも数日そのままにしておけば腐敗が進み，誰にとっても食べられたものではなくなり，さらに放っておけば分解が進んで，土に還ってなくなってしまいます．つまり，このステーキが「ステーキ」であるのはこの「今」という瞬間だけで，「色」も移ろってしまう不確かなものなのです．

色即是空

は，五蘊皆空で解説したこととほぼ同じことを言っています．「色はすなわち，空である」ということで，この私たちの周りに広がっている世界（＝色）は，全てが「ないない」なんですよ，ということです．では，

空即是色

は，「空はすなわち，色である」で，色即是空を逆にしただけですが「『ないない』が世界の全てなんですよ」で，ちょっと難しいですよね．つまりは，全部「ないない」と言ってしまっても，いま現実にこの世界は「ある」．しかしそれは，過去から未来の中の「今」，あなたの心に映る「現象」として世界が「ある」のであって，いま「ある」と言った次の瞬間，さっきまでの世界は「ない」ということなのです（そしてそれは，あなた以外の人が見ている世界とも異なるものです）．例えば，桜の樹を見ているとして，風が吹いて桜吹雪が舞っています．ということは，風が吹く前の桜と風が吹いたあとの桜は，本当は違うもの（桜の花の数が減っている）であるはずなのに，普段の私たちはそれを「さっきのも，今のも，同じきれいな桜」だと思っていますよね．でも本当は違うものなんです．そういう移ろっていく不確かなもの，「ないない」なもので世界は目の前に現れている，ということなのです．

そしてそれは人間も同じ．私という存在も，過去から未来の中で，いま現れている世界の中での現象に過ぎません．私は世界とイコールですし，世界は私とイコール，と考えます．それを，「自分」というものに執着し，あなた自身が生み出した価値基準で，あなたと他人や他のものを比較して「自分」が美しいとか醜いとか，優れているとか劣っているとか，「本当の自分はこんなはずではない」とかで思い悩み，苦しんでいるのです．そんな「執着」も「価値基準」も「比較」も「ないない」としてしまえば，そもそも苦しみも生じません．だいたい，あなただって「職場にいるときの自分」「家族といるときの自分」「一人でいるときの自分」などなどを使い分けていませんか？　そのどれが本当の自分で，どれはニセモノ，というのはなく，全部が自分のはずです．今ここにある自分で，目の前のことに精いっぱい生きればよいのです．

ちなみに，先に紹介した「ロック調の般若心経現代語訳」では，五蘊皆空から空即是色のあたりの訳としてこんな風に書かれています．

もっと力を抜いて楽になるんだ．
苦しみも辛さもすべてはいい加減な幻さ．
安心しろよ．
この世は空しいモンだ．痛みも悲しみも最初から空っぽなのさ．
この世は変わり行くモンだ．苦を楽に変えることだってできる．

こっちのほうがわかりやすかったでしょうか？

さて，これを緩和ケアの現場で考えるとどうでしょうか．私たちは，自分たちの判断基準や「常識」と呼ばれるものさしで，患者さんや家族の価値観をはかり，それを評価して理解したと思い込み，善悪の判断をしていないでしょうか．そしてまた，自分の価値基準で「おかしい」と評価したものに対しては，怒りや哀しみといった陰性感情を抱いていないでしょうか．

私は「常識で物事を量るな」「陰性感情を抱くな」とは言いません．それを実践しようと思うのはかなり難しいことでしょうから．でも「常識で物事をはかろうとしている自分」「陰性感情を抱いている自分」を認識することはできるでしょう．そのときに，自分はなぜそういった思いを抱いてしまったのだろう，と自分の感情を見つめ，考え続けることが大切なのです．そうしてその「陰性感情」の正体を見たときに，それが自分の心が生み出したルールだったり執着だったりしたら，それまで自分が「これは絶対に譲れない！」と固執していたものも，実は実体のない，大したことのないものだということに気づけるかもしれません．

いくら患者さん本人の立場になって考えたとしても，あなたの見ている世界と患者さんの見ている世界は一致することはありませんし，それらはどちらも移ろいゆく不確かなものです．なので，

「私は患者さんの思いをよくわかっている」

というのは，大抵は単なる思い込みで，「あなたが見ている患者さんの像（現象）」に過ぎません．でも，それは「最初から理解できないのなら理解する努力もしなくていい」という意味ではなく，理解する努力を続ける，考え続けることがやはり大切なのです．

例えて言うなら，患者さんはあなたの運転する車の横に現れた，1 台の車のようなものです．あなたからは，ドライバー（患者さん）の顔や，どんな車に乗っているか，一緒に乗っているのは誰か（家族？　友人？），といったことは見えますので，それくらいはちょっと観察していればわかることです．もっと注意して観察すれば，その車にどんな傷がついているとか，エンジン音がおかしいな，とかということもわかるかもしれませんし，ドライバーや同乗者が語ってくれたお話から，これまでの旅の歴史もわかるかもしれません．ちょっと一緒に検査場に行って検査をすれば，その車のより詳しい状況もわかるでしょう．でも，それは結局，表面上の一部を観ているに過ぎなくて，その車が辿ってきた道のりの険しさとか，どういった人がこれまでその車に乗り，そして降りて行ったのか，そこにどういった葛藤があったのか…といったことまでは正確には知りようがありません．そして，この先もあなたはずっと患者さんの車に伴走することはできません．いずれは同乗者も全て降り，私たちの知らない，彼の目的地に向けて走っていくのを見送ることしかできません．あなたと彼が出会ったのは，その長い道程のほんの

一瞬．その一瞬のうちに，私たちはいかによき伴走車となれるかを考え続ける必要があるのです．進路を妨害していないか，無理に急かしていないか，多少のスピードオーバーをしたのを「ルール違反！」と頭ごなしに押さえつけていないか，私たちには知りえない車内の傷を無視して「このペースで走るのが普通ですよ」と言い放っていないか…．自分を見つめ，考えるのを止めてはいけません．

さて，こんなことを語ってはきましたが，私自身がお釈迦様や高僧の方々のように「悟り」の境地に至っているかと言われれば，それはもう全然そんなことはありません．こういった考えを知ってはいてもそれは言葉上のことで，未だに色々なものへの執着は捨てられないし，他人と自分を比較して喜んだり悲しんだりしています．でも，私に限らず人間はそういうものです．時に欲望に流され，自分や他人の作ったルールにこだわったり，負の感情を抱いたり，落ち込んだりします．だからこそ，人間というのは面白いのだと思います．悟りを得ているから偉いとか，こういった考え方を知っているから偉いとか，そういったことも「ないない」，全てはありのままに受け入れるものです．自分から見たら受け入れがたい人生，倫理的にありえない生き方，周囲を攻め続けながら生きてきた…といった患者さんが現れたとしても，私たちにそれを評価して「よい」とか「悪い」とか言う筋合いはないのです．患者さん本人がまず，何をどう思っているのか，その思いがどんなものであってもそれをありのままに受け止め，そこで抱いた自分の感情を見つめ，そして考え続けることから始めてみましょう．

もちろん私は，仏教の教えが唯一絶対に素晴らしいなどと言うつもりもありません．ここで書いたのは私の解釈に過ぎませんし，紹介したのもほんの一部です．より詳しく学びたい方は，般若心経の全文訳や解説書，禅の教えの解説書などをご覧になってもいいと思いますし，他の宗教や宗派，その他の哲学書から学んでもいいと思います．大切なことは，この本も含め『般若心経』もその他の哲学書なども，あくまでも「考えるきっかけ」を与えてくれるに過ぎないということです．本に書いてあることで全てをわかったとして思考を止めてしまうのは厳に慎むべきです．そもそも「空の哲学」では，そういった教えも「ないない」で，少なくとも他人から言葉で伝えられて「なるほど，よくわかりました」で済むものではないのです．**自分の体感として**「わかった」になれるかどうか．「考えるきっかけ」から考え続け，この世界を見つめて実践し続け，止めない．これが大切なことなのだと思います．

もし，より詳しく，だけど簡単に禅の思想や般若心経を学んでみたい，という方には，『新装版マンガ禅の思想（蔡志忠著，講談社，2004)』『新装版マンガ般若心経入門（蔡志忠著，講談社，2004)』をお勧めしたいと思います．マンガといえども，その内容を理解するのはなかなか大変ですが，何度か読み返しているうちに得られるものはきっとあると思います．

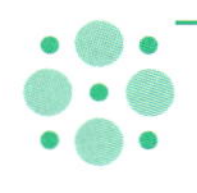

信念対立の解消・私流

緩和ケアのような，答えのない問題がゴロゴロ転がっている現場では，スタッフ間での価値観や倫理観，医療や緩和ケアに対するスタンスの違いなどから，意見の対立が生まれやすいといえます．そういった，「自分の考えこそ正しい考え方だ！」といったそれぞれの強い思い込み（信念）がぶつかり合うことを，一般的に「信念対立」とよびます．

信念対立それ自体は，そもそもそんなに悪いこととは言えません．人間生きていれば，それぞれに異なる信念があるのは当然のことですから，その多様性をもって建設的な議論ができることは健全と言えますし，患者さんにとってよりよい決定ができる機会も増えます．職場内での権力関係でいつでも特定の人物の意見が通ってしまったりとか，カンファレンスで全く対立意見が出ない，というほうが気持ち悪いものです．

信念対立として問題となるのは，やたら感情的になって論点がかみあわなかったり，自分の意見だけをとにかく強固に主張して他の意見に聞く耳をもたないなど，建設的とはいえない方向に議論が進んでしまう場合です．そういった信念対立を解消（建設的な方向に変換）するのに有用な考え方は色々とあります．現象学的考え方や構造構成理論もそうですし，それらを基にし

JCOPY 498-05716

た信念対立解明アプローチも参考になるでしょう．それらに共通する基本的考え方は「全ての考えは相対的」ということです．これは大切な考え方です．ただし，単に相対的，ということが認識できるだけでは「あなたの考えも，私の考えもそれぞれ」で結論を出せません．

研修医「私はこれをしたほうがいいと思う」
看護師「いや私はしないべきだと思います．指導医の先生はどう思いますか」
指導医「どちらの言っていることもそれぞれです」
看護師「それぞれ，って…じゃあ先生はどっちがいいと思うのですか」
指導医「正解がある，ということが無いのです」
研修医「でも，患者さんをどうしていくかは今決めないと．何をするべきでしょうか」
指導医「患者さんにとっても何をするのがよい，悪いというのは無い．すべては相対的なのです」

これでは話が進まないでしょう（前述した各方法論ではもちろんその上での実践法も考えられています）．

私は，緩和ケアの現場で信念対立が起きたとき，「患者さんのQOLを向上させる」をとにかく最優先において考えています．それは当たり前のように聞こえるかもしれませんが，カンファレンスでは実際には「患者さんのQOL」と医療安全，医療倫理，緩和ケア的原則，エビデンス，病院や医療者の事情，家族の考え，単に医療者が「やってあげたいと思っていること」…などが並列で議論され，そして信念対立が起こることも多いのです．例えば，

医師A「この治療をすれば，患者さんの寿命が少しでも延びる可能性がある．患者さんもいいと思うことならやってほしいと言っていたよ」
医師B「予後が延びるかどうかはエビデンスがありませんよ．根拠がない割にそんな処置をするのは，患者さんの負担が大きすぎませんか」

看護師C「その処置をこの病棟でするのは，コスト的にも問題がありますし，処置後の管理も大変です」

看護師D「家族は処置に反対だと言っていました．患者さんは1日でも早く自宅に戻ることを希望されています．そもそも緩和ケアの患者さんでそこまでやる必要あるんですか」

医師A「いやでも，できる治療をしないのはどうかな．やってみる価値はあるよ．この病棟でできないなら他の病棟に移動してでもやることを考えてみたい」

といったように．これでは議論の軸がないので，それぞれがそれぞれによかれと思うことを語っているに過ぎません．患者さんのQOLを最優先，という軸に据えて，この議論を整理する必要があります．

命を延ばすことは，総合的QOL（時間×QOLの積分値：p.25，図7）を高める可能性のある行為なのでもちろん選択肢として考えてよいのですが，時間を延ばしても総合的QOLが上がらない（上がるという根拠がない）のであれば，積極的に試みるべきことではないかもしれません．例えば，上記の例の前提となる状況が「緩和ケア病棟で，これまでずっと苦痛緩和困難な消化器症状に苦しんでいた予測予後3か月程度の胃がん患者さんが，意識レベルが下がって精査したところ（がんとは関係ない）腎不全で尿毒症だとわかった．主治医は透析を導入したほうがいいと主張した」という場合．透析を始めようとすれば，基本的には（コスト的な面から）緩和ケア病棟は出なければならなくなるでしょうし，自宅に戻ることもより困難になるかもしれません．透析で残りの3か月の時間を全うできるにしても，尿毒症で落ちた意識レベルを清明に戻すことは，患者さんにまた苦痛緩和困難な症状と向き合わせることにもなります．それであればやや傾眠であるけれども現状で自宅に戻り，家族と過ごす道を選ぶほうが予測される総合的QOLは高いと判断できるのではないでしょうか．もちろん，その判断は一人で下すのではなく，他の医療スタッフやご家族とも相談して決める必要はありますが．

そして，決してコミュニケーションを諦めないことです．「これ以上話し合っても無駄」と諦めて，カンファレンスが終わった後の廊下で悪態をつくくらいなら，とことん対話をする意志をもってください．

また，患者さんの本当の意志も，対話の中からしか感じ取ることはできません．その意味では，過ごす時間の量から考えたときに，朝夕の回診で少しの時間しか患者さんと過ごしていない医師は，常に患者さんと多くの時間を過ごしている看護師と比較すれば，患者さんの一部分しか見ていない可能性があり，その部分では謙虚になったほうがよいと思います．もちろん，看護師が単に「時間を過ごしているだけ」で，普段から対話をろくにしていないのであれば論外ですが．

緩和ケアの現場においては，患者さんも含めそれぞれの考え方は相対的であるということを前提とした上で，「患者さんの（総合的）QOL を向上させる」を最優先にし，その最大値を出すために医療チーム全体で冷静かつ情熱的に話し合いをしていくべきなのだと思います．

コラム 若手のキャリアと PCREG

私が緩和ケアの研修を始めたころ，「緩和ケアを専門にしたい」という同年代の医師は，少なくとも私の周りにはいませんでした．

当時は，緩和ケアを専門にしている大学医局は全国でもほとんどなく，教育についても各施設で独自に行われていました．他施設の若手がどのような研修を受けているのか，どんなキャリアパスをたどるのか，知る機会もほとんどありませんでした．また，どのような研修をすれば緩和ケア医になれるのか，緩和ケア医に必要なスキルは何か，緩和医のアイデンティティとは何か，といった議論が行われる機会にも乏しく，自分が受けている研修をこのまま続けて，きちんとした緩和ケア医になれるんだろうか？　という不安は常に抱えていました．また，本邦でも緩和ケアのエビデンスを作っていくことが求められている中，研究を企画し多施設共同で実施できる施設は数えるほどしかなく，「緩和ケアの研究とはどういうものかわからない」という医師も多数いました．

これらの問題を解決するため，2011 年 6 月，若手を中心とした情報交換および相互教育を目的とした「P-CREG（ぴー・くれっぐ）: Palliative Care Research & Education Group」が結成されました．緩和ケアに興味がある，学生＋卒後 20 年目までの医師・看護師・薬剤師などの医療職が参加でき，メーリングリストを中心とした情報交換を行っています．最初は 10 名そこそこで始まったこの PCREG ですが，2015 年には 200 名を超える登録者数になりました．

2012 年には，この PCREG が中心になり「若手緩和医フォーラム」を緩和医療学会学術集会で開催し，40 名の若手医師が集まり，現在の研修に対する満たされないニーズや，不安などを語り合いました．その内容は，質的研究の手法でまとめられ，学会誌に報告され[1]，その後その内容を利用して全国規模の量的研究も行いました．この量的研究は，2014 年の緩和医療学会学術集会で発表され，多くの指導医がいる環境で，標準化された研修プログラムに基づき，病棟だけではなくチームや在宅の研修，また死生学や哲学といったものも含む，幅広い研修を受けるニーズがあることなどが示されました．

こうした若手の動きが出てきたことは，学会全体の活性化という意味でも，これからこの世界に入ってこようと考えている学生などにとっても，有意義なことだと思います．これからも，この PCREG が若手の育成やネットワーキングに大きな役割を果たしていくことと思います．

（もし，PCREG に入会希望の方がいらっしゃいましたら，直接，西智弘　tonishi0610@hotmail.co.jp までご連絡ください）

▒文献

1）西　智弘，ら．緩和ケア医を志す若手医師の教育・研修に関連したニーズ—質的研究の結果から．Palliative Care Research. 2013; 8: 184-91.

Chapter 04

4章 ● エビデンスがない治療に直面する「壁」

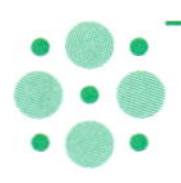

「免疫療法や補完代替療法を受けます」と言われたら

緩和ケアも，治療や診断の早期から関わる場面が多くなってきた今，こういった相談を受ける機会は増えてきているのではないでしょうか．「がん放置療法」で有名な近藤 誠氏などの著作や，Webサイト上の様々な情報を信じて，「絶対に手術や抗がん剤はしません」とおっしゃられる方もいらっしゃいます．

でも，こういった相談（宣言？）に対して実際にどのように答えたらいいのでしょうか．「それは科学的根拠（エビデンス）がありません」というのは簡単ですが，患者さんやご家族も，そんなことは百も承知の上でこういった相談をしてきていることがほとんどですから，そんなことを言っても意味がありません．そればかりか，

「出た！　エビデンス出たよ〜．この医者も普通の頭固いダメ西洋医者のお仲間ね」

と思われて（極端ですが），余計に態度を固くしてしまうことにもなりかねません．

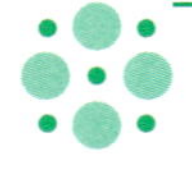

非標準治療の研修をした経験

私は実は，以前に1年強の間，免疫療法ではありませんが，とある非標準的ながん診療を行う自費診療のクリニックで自主研修を受けたことがあります．当時の私は，緩和ケアを学ぶ中で，自分の見方の偏りを感じ，不安を覚えていました．がん専門病院や大病院などから，多くの患者さんが緩和ケア対象として紹介されてくるのですが，中には「あなたにできる治療はもう何もないので，緩和ケアでも受けたらどうですか」とか「もうあなたはこの病院にはいてはいけない人間です」「この病院はもう『卒業』ですから，

当院にはもう来ないでくださいね」といった，心ない言葉を前の病院からかけられて，泣きながら外来に来るなんてことも当時はしばしばありました．当然，私は「がん治療をしている医療者たちはなんてひどいんだ！　自分が診ている病気にしか興味がないのか」と，毎日のように怒っていましたし，抗がん剤治療そのものについてもかなり否定的な意見をもっていました．

しかし，そういった日々が続く中で，自分自身がそういった「がん治療をする側」の診療の経験が圧倒的に少ないために，自分の目の前にいる患者さんのことがよく見えなくなっていることに気づきました．つまり，患者さんがこれまでどうやってがんと診断され，どういった治療を受け，どのような葛藤と闘いながら時間を重ねてきたのか，全然想像できなかったのです．そしてその過程で，がん治療をする側や抗がん剤自体への，私の抱いている否定的な感情が，あまりにも一方的であることにも気づき始めました．そこで私は，まずは当時比較的好意的な印象をもっていた，いわゆる非標準治療と呼ばれる現場で何が起きているのか，一度見ておきたいと思いました．

私の研修を受け入れてくださった，その非標準治療の先生からはどう思われていたのかよくわかりませんが，

「私の治療自体はあなたの参考にはならないと思うけれど，私が診ている患者さんを見ることは意味があると思うよ」

とおっしゃっていただけたのは，確かにその通りでした．そのクリニックでは，がん治療も緩和ケアも含めた，「現在の保険診療で一般的に行っている医療」から傷つけられたり，見捨てられたり，標準治療に否定的な感情を抱いている方々と出会うことになったからです．もちろん，私の軸足は一応は「標準治療」側にあったわけでしたから，そうやって自分の信念体系が否定され続ける現場で研修できたことは大きな経験でした．

何より恐ろしいと思ったことは，自分が診たことがないこういった患者さんは自分の中で「いない」ことになっている，ということに気づいたことです．例えば，西洋医学を絶対に受け入れない，という患者さんは，私が勤務するような総合病院に現れることはほとんどありません．そうすると，そういった方が世の中にいるらしい，と私が聞いたとしても，それはいわば都市伝説レベルのように聞こえてしまうのです．またあるとき，私個人だけでも

2か月に一人くらいは「本に，抗がん剤はするなと書いてあったので，私はしません」という患者さんに出会っていたのですが，当時お話しする機会があったある高名ながん専門病院の先生は「抗がん剤否定論者が話題になっているけど，自分の周りには抗がん剤を否定する人なんてほとんどいないよ．巷で騒がれているほど，実際にそういう言説に惑わされている人なんて少ないんじゃないか」とおっしゃっていたことがあります．患者さんを診るセッティングによって，認識がここまで変わることに驚いたと同時に，「自分もどれだけ狭い檻の中から患者さんを見て，わかったつもりになっているのだろう」と考えると恐ろしくなったのです．

「全部の現場を見るのは不可能だ．でも少なくとも，私がこれまで否定していた抗がん剤治療の現場も見ておかないと」

と思い，クリニックで今度は腫瘍内科医の研修を始めますと宣言をしたとき，その非標準治療の先生がニヤリと笑いながら言った言葉は忘れられません．

「そうかそうか，じゃあキミは私の『敵』になるわけだね」

その言葉を聞いて，私も同じようにニヤリと笑ったものです．

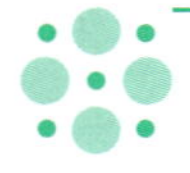

免疫療法などは宗教と同じ？

現在私は腫瘍内科医として，免疫療法（やその他の非標準がん治療）には否定的な立場です．

ちなみにここでいう免疫療法とは，患者さんから自費診療でお金を取ってなおかつ効果の不明な治療法を行っている，各種のクリニックなどのことです．免疫療法そのものについては，最近になって悪性黒色腫や肺癌に対する免疫反応を高める薬剤（抗 CTLA-4 抗体薬や抗 PD-1 抗体薬）が開発され，その効果が臨床試験で示されました[1, 2]．その他にも続々と免疫機能を利用した薬剤が研究・開発されており，今後についても期待がもてる治療法であることは確かです．しかし，自費診療で受けられる免疫療法は，上記のような治療とは全く別のものです．

私もこれまで多くの患者さんを診てきて，何十名もの方に「免疫療法っていう，副作用がなくていい治療法があるって聞いたんですけど…」と言われてきました．

私はその都度，それらの治療法の科学的根拠のなさ，言うなれば人体実験を自らお金を払って受けているようなもの，がんビジネス（金儲けだけ）という場合もある，など，丁寧に説明してきました．

もちろん，それで思いとどまってくれる方もいるのですが，「それでもやっぱり受けてみたいから」と治療を受けられる方も大勢いました．私は専門家として，熱心に科学的に，そして感情にも訴えるように説明してきたつもりでしたが，それでも免疫療法を受けたいという方が多いということに悩みました．そうしているときにある方から「患者さんは万に一つでも効く可能性があるかも，と（患者さんの主観で）思える治療なら試してみたいと思うんじゃないかな」という意見を伺い，

「これは，宗教（信仰）と同じかもしれない」

と思うようになってきました．

まさに「信じるものは救われる」の世界で，私がいくら「やめなさい」と言っても「信じた私たちは幸福だから」と言われると，本当の意味では何とも言えないのではないか，だとしたら私が反対している，この私自身の心の動きは何なのだ？　ということに思い至ったわけです．私は「万に一つも」効かないと思っていますし，仮に「万に一つ」だったとしても残りの 9999 名はどうするんだろうか，とも思うのですが，この信仰的側面から免疫療法の現状を眺めたときに，少し違う世界が見えるのではないかと思います．ちなみに，私がここで「免疫療法」と一括して考察しているのは免疫療法だけに限ったことではなくて，補完代替療法の類，サプリメント類もそうですし○○式食事療法とか○○セラピーとか，そういった科学的根拠に乏しい治療法も全体を含めてのことですので，そう思ってこの先を読んでください．

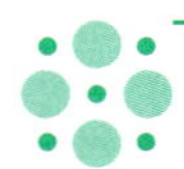

免疫療法を否定する，そのこころについて

腫瘍内科医という立場から，否定する，と先ほどは書きました．

では，その立場を離れ，「患者さんの幸福を追求する」という医師の本分に立ち返ったときの自分としてはどうでしょうか．

まず患者さんが免疫療法を受けることで，誰が不幸になっているのか，と考えます．しかし，「信仰」という観点からよくよく考えてみると実際には「誰もいない」のではないか，とも思うのです．そういったクリニックに多大なお金を支払うことで，金銭的な損害を受けている，と考えられるかもしれませんが，その治療を受けている本人からしてみれば希望や納得を買っている，とも言えるかもしれません．本来の信仰にしてみても，他人からしてみればお布施とかお賽銭とか，何に対して支払っているのかわからないでしょう．「ムダ金だ」というのはあくまで他人の価値観であって，信仰者本人の価値観ではないのです．

また，免疫療法で治るためにやっています，という患者さんについては結果的に治らなければ「サギだ」という意見もあるのでしょうけれども，不思議と「詐欺罪で訴えます」とか「騙された，憎い」という患者さんにはほとんど出会いません．おそらくは，免疫療法を選ぶ時点で，

「抗がん剤なら，延命はできても治るのは難しいということは統計的にわかっている．しかも，副作用は確実にあって体をこれ以上弱めるのは嫌だ．でも免疫療法なら統計的によくわかっていないから治らないかどうかもわからない．抗がん剤はしたくないけど，何もしないのも不安だから，治らないかもしれないけど治るかもしれない免疫療法をやってみよう．副作用もないし」

といったように考える方が多いのではないでしょうか．免疫療法のクリニックの側でも，そういった説明をしているのかもしれません．だから，どんな結果になったとしても「自分は免疫療法のおかげできっと他人よりはQOLが高く，（抗がん剤や無治療よりは）少しは長生きできたんじゃないかな」と考えられ，「サギだ！」とはならないのではないかなと思います（実際に

そのように話された方もいらっしゃいます).

これは実は，抗がん剤治療にも言えることで，医師がいくら「抗がん剤でがんを体から消し去って治してしまうことは難しいです．一番の目的はがんの進行をコントロールして共存しながら生きている時間を延ばすことです」と説明をしたとしても，実際には「そうは言っても私だけは治るのではないか」と考える患者さんはかなりの割合でいるということが研究で示されています[3, 4]．しかも，主治医の説明が不十分，というわけではなく，がん治療医とのコミュニケーションがうまくとれている，と思っている患者さんほど抗がん剤の目的に対する理解が低かったとされています．それでも，結果的に抗がん剤治療をした医師がそれほど訴えられないのは，同じような心の動きがあるからかもしれません．ただ，代替療法系の治療者の中には「私を信じて治療に邁進すれば100％がんは消え去るでしょう！」と宣言される方もいて，そういった方々が本当に訴えられていないのかはわかりませんが….

とにかく，免疫療法を受けることそのものでは，結果的に患者さんたちはそれほど不幸になっているとは言えないのではないでしょうか（実は免疫療法を受けることの本当の不幸は，免疫療法を受けることそのものにあるのではないのですが，それについては後述します).

では，自分の「免疫療法を否定したい」という心の動きは何でしょう．正義感でしょうか？　患者さんが正統な治療を受けられていない，騙されている，それを生み出している悪を許すわけにはいかない…という思いですが，それはあくまで自分の心の中の話であって，患者さんの心とは関係ありません．患者さんが信仰しているものを，「自分は」間違っていると思っていても奪う権利があるのでしょうか．ひとつの宗教が他のものを「邪教」と呼び，正統以外を迫害してきた歴史は世界でも日本でも多数ありますが，それと大差ないのでは，と思えてくるのです．

もちろん，社会的に絶対な「悪」と考えられる宗教も，これまでの歴史の中で全世界にあったと思います．ただ，それらは社会に対し破壊的であったり退廃を促すものであったから悪だったわけで，免疫療法をその範疇にまで入れられるか，と考えると，あくまで個人的な損失（他人の評価の上での)

は伴うかもしれませんが社会的にはそこまでとは言えません．

免疫療法をやっている先生方も，本当に自分たちが施している治療がベストと信じて，「患者さんのためを思って」治療に取り組んでいる方も多いのでしょう．それが科学的ではないにしても，その思いは否定できません．だとしたら，自分が正義感から考える「否定」は，あくまで自分自身の価値観でしかなく，それを患者さんの価値観にまで押しつけることはできない，と言えます．

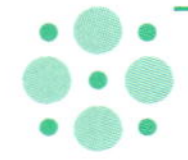

まずできること：患者さんを受け入れること

免疫療法を否定し撲滅することを目指したとして，それで代わりに患者さんを幸せにする道がどこにあるのか，ということは考えなければなりません．標準治療（緩和ケアを含め）は正統ですが，異教徒に対して踏み絵をして，改宗させたとしても，そこに幸福があるかどうかはこれまでの歴史が語っています．「正統を知れば，邪教がいかに間違ったものかわかる」と言い切ってしまうのは，正統（と私たちが思っているほう）にいる側のエゴではないかと思うわけです．また，宗教的な意味合いをもっているこれら治療法を，何らかの圧力により完全に無くしたり，規制したりするのは困難な部分もあるでしょう．仮に免疫療法だけは規制できたとしても，これまで聞いたこともなかったような○○セラピー的なものは後から後から姿を変えて出てきます．患者さんが私たち医療者を否定し，そういった治療者を求める限りは．

ただ，私は決して，免疫療法を擁護しているわけではありません．科学者として，信頼性の高いデータが免疫療法の側から出てこない限り，科学としては認めない，という姿勢は貫くことです．そのことと，免疫療法を否定する心の動きは，整理して考えるべきということです．自らの中の固定観念と向き合い，自分なりの常識から一度脱しないと，これら問題と対峙することは難しいかもしれません．少なくとも，「免疫療法」と聞いて否定的な感情を抱くのだとしたらその感情的なものは自分の中のもの，と割り切るべきです．科学者として，免疫療法は否定しますが，それ以上でもそれ以下でもありません．

私たちにできることは何でしょうか．私は先ほど，「免疫療法を受けることの本当の不幸は，免疫療法を受けることそのものにあるのではない」と書きました．では，免疫療法を受けることでの本当の不幸とは何でしょうか．

免疫療法を受けている方の中には，総合病院で元々の主治医とケンカになったり，そもそもそんな治療法を受けたいと思っている自分を診てくれる総合病院なんてないのでは…と考えて，入院施設のないクリニックしか受診していない，という方もいらっしゃいます．

複数の治療院を掛け持ちしている方もいて，例えば

免疫療法は○○クリニック
漢方薬は××診療所
食事療法は△△病院
○○セラピーは□□医院…

などなど．

しかし，いろんな治療者が関与はしているものの，結局誰が患者さんの人生に対する方針をたてていくのですか？　となると，それは誰もいないのです．みんなが「この治療をやるときっとよくなりますよ」「効いてくるまでの辛抱です」など耳障りのよい言葉を言い，ちょっと都合が悪くなると

「うちの専門は○○なので，それは他のクリニックの医師と相談してください」

と逃げたりすることもあります．

そしていくら病状が進行して具合が悪くなっても自分のところでは絶対に入院させません（そもそも入院施設自体もっていないことが多いのですが）．あげくに「私の言うとおりに治療法を守らなかったからこんなことになった」「もうお終いだからここにはこなくてよろしい」と患者さんを突き放したり，「○○先生はAがいいと言った」「××先生はAはダメでBがいいと言った」「いやいやAでもBでもなくCにすべきだ」といろんな方針をそれ

ぞれの治療者から吹き込まれ，どうしていいかわからなくなっている方もいます．

「主治医」が不在の状態で，物理的に最期を責任もって診る医師がいないだけではなく，心理的にも「難民化」してしまっているのです．

腫瘍内科医は，進行再発がんの患者さんに抗がん剤をはじめるときに

「この病気を治すことは難しいです．抗がん剤の効果には限界があります」

という話をします．患者さんにとってはつらい話ですが，それは

「あなたの人生に私がずっとおつきあいさせていただきます」

というメッセージでもあり，医師としての覚悟の表明でもあります．私をあなたの「主治医」にさせてくださいと．一生をつきあう覚悟だから，時には厳しいことも言います．しかし逃げたりもしません．耳障りのいい言葉だけを伝えて，ずっとそれでやっていけたらどんなに楽なことか，と思います．医師によっては「本当のことを伝えるなんてかわいそうだ」という方もいるでしょう．しかし，現実問題として，抗がん剤で生きる時間を延ばせたとしても，いずれ最期のときは来るのです．そのときになって「こんなはずではなかった」「何も準備していない」と思わせることのほうがよほど残酷でかわいそうなことではないか，と私は思います．

まずは，これら免疫療法などの治療を受けている患者さんを，こちら側でもきちんと診ていくこと．こちらにしてみれば「その人の人生を最後まで責任をもって診る気がないのか」とか「こんなになるまで放っておいて，尻拭いだけこっちの仕事か」とか思うわけですが，それもこれも自分の感情．それら治療者や目の前の患者さんを裁くのは医療者の仕事ではありません．医療者としては粛々と，その患者さんの幸福のために診療を行う以外のことはありません（同僚と愚痴を言いあうくらいは仕方ないですけどね）．なので，どんな治療法を受けるにしても，私たちとの縁を絶対に切らないように，患者さんたちに言っておく必要があります．その上で患者さんにとっての幸福はどこにあるか，不幸にならないよう先手を打つには，と常に考えること．その中に自分の感情を入れようとしていないか，気を配ること．

もうひとつの不幸として，こういった治療者の中に，西洋薬を一切拒否し

たり適当な緩和ケアしか行えない方がいる場合があります（そもそも医師ではないから薬も処方できなかったりする方もいるのですが）．その場合，患者さんがどんなに痛みで苦しんでいても「痛みに耐えれば治る」と言ってみたり，適当な市販薬だけで経過をみるように指示したりという例もありました．その意味でも，こちら側はきちんと門戸を開いていつでも受け入れる準備をしておくべきなのです．

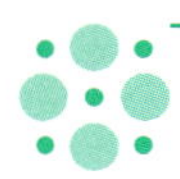

「呪いの言葉」を吐く医療者

私たち医療者は，毎日のように患者さんやご家族に厳しい言葉を伝えています．病名の告知，限られた予後，予想される治療の副作用，だんだんと体力が落ちていく経過など…．しかし，不用意で無遠慮な「病状説明」によって，患者さんやご家族は本来受けなくてもよかったかもしれない不安や苦痛に苛まれることがあります．

「あなたは末期の大腸がんで，何もしなければ予後は6か月です．治療法は抗がん剤をするしかなく，延命はできますが副作用はあり，治療しても残念ながら完治は難しいです．抗がん剤をしないのなら，当院は緩和ケア病棟もないので，他の病院をご紹介します．どちらにいたしましょうか」

ということを，突然何の前触れもなく告知されるケースもあります．具体的に「6か月」という数字を示された時点で，この患者さんはもうその数字に縛られている可能性があります．現時点ではほとんど症状もなく，それを知らされなければいつもと同じ日常を過ごしていたはずなのに，もう患者さんの頭の中では，「今日は7月1日だから，来年の元日に私は死ぬんだわ」と日付まで指定して考えている場合もあります．そして，抗がん剤治療を受けても副作用でつらい思いをする，でもしないならここから出ていかないとならない…という，どちらを選んでもつらい選択を迫られます（余命の告知についてはp.136もご参照ください）．

田口ランディさんの著書『キュア』ではそれらの言葉をもって「呪い」と表現されています[5]．我々医療者は日々，患者さんに「呪い」の言葉を吐いているのだと．これまで何の症状も無く幸せに暮らしていた人に，突然「あなたは病人です，あなたの運命は決まりました」と宣告する[6]．それは確かに，呪いのようなものかもしれません．これらの言葉をもってして，患者さんの気持ちを下げこそすれ，前向きにする要素はひとつとしてないのですから．私は先ほど，「先に伝えるべきことを伝えなければ，後により残酷なことになる」といった類のことを書きましたが，それはあくまで「自分が最後までその患者さんに付き合います」という覚悟と並行して伝えていることに注意してください．

患者さんが代替療法などを受けたい，という希望を出したときにそれを頭ごなしに否定するのもある意味「呪い」かもしれません．患者さんがその治療法と共に前向きに生きていこうという気持ちまで萎えさせていやしないでしょうか．結果的に，そういう私たちの態度こそが逆に，免疫療法や放置療法といった方向に患者さんたちを向かわせている元凶となっている可能性を考慮すべきです．

「もう抗がん剤治療でできるものはありません．先は長くないので，あとは自分の時間を大切に過ごしてください」という類の言葉をかけられて，いったいどれほどの人が「自分の時間を大切に」過ごせるのでしょうか．死に向かって，前向きに生きる，というのは並大抵のことではありません．例えて言えば，患者さんは暗闇の中で，「治療手段（抗がん剤など）」という剣を手にして，死という恐ろしい存在と闘っているようなもの．そしてその抗がん剤という剣を医療者から取り上げられたとき，丸腰のまま死の化け物と対峙しているような不安を感じるのかもしれません．「もっと抗がん剤を続けてほしい！」という訴えや，免疫療法などに走る背景には，こういった状況で「剣を私に！」という悲痛な叫びとも言えます．私たちがすべきことは，患者さんに言われるままにいずれは折れるとわかっている剣を与え続けることではなく，「この状況を受け入れましょう」と暗闇に放置することでもありませんが，「それでも何らかの剣をもって化け物に向き合いたい（剣がないと恐くて化け物に向き合えない）」という心理までは否定できるものではないでしょう．暗闇を照らす希望の光が見つかれば，剣が無くても化け物に向き合えるのかもしれませんが．

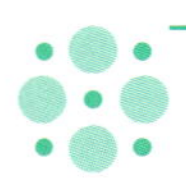

治療の中に「希望」があるわけではない

ところで，「希望」とは何でしょう．ここでいう「希望」とは「生きる希望」のことですが，少し考えてみたいと思います．

「生きる希望」というと例えば，健康的な体と心をもって楽しく少しでも長く生きること，というのもひとつの希望かもしれません．しかし，人間誰しも70〜80歳にもなれば，体は衰えてきます．これは「病気」ではありません．この「衰え」も病院で治せる，入院したら良くなる，と一般には思われている節もありますが，実際には良くなるどころか入院するほどさらに体力が低下する例がほとんどです．そしていずれは誰しもが，がん，認知症，心不全，脳血管疾患など加齢に伴う病となり，皆が等しく死を迎えます．

もちろん，様々な技術の進歩により，死までの時間を延ばすことは可能になりましたし，これからもそうなっていく可能性はあります．平均寿命が150歳，なんて世の中ももしかしたらいずれはくるかもしれません．そういう意味では「夢の新薬」や「夢のような技術」は生きることの「希望」になるかもしれませんね．でも，現在80歳前後の寿命が，150歳に延びることは，本当に希望ある世の中なのでしょうか．もしそうなっても，130歳くらいになれば「ああ，あと20年くらいしか生きられない」と思うのではないでしょうか．仮に，がんの特効薬ができて，がんが撲滅されても，私たちが人間である限り他の何かで私たちは死んでいきます．

もちろん，現在がんで苦しんでいる方には，がんの特効薬ができることは「希望」でしょうが，「治る」ことだけが希望なのだとしたら，その先にはやっぱり絶望しかないんじゃないだろうか，とも思います．数々の医療否定・代替療法礼賛系の本を読んでいても，基盤となっているテーマはそのほとんどが「治るか，治らないか」で，治れば勝ち・幸せ，治らなければ負け・不幸，という価値観があるように思います．だとしたら，人間はどうやっても幸せにはなれないということではないでしょうか．

これは残酷なことかもしれないけど，大切なことです．私だっていずれは何かの，死に至る病になります．一時は，手術や薬で命が延びるかもしれない．でもまた数年後には死に至る病になるでしょう．それをまた治しても，また同じことの繰り返し．だとしたら，人間が生きることの希望はどこにあるのでしょう．

「患者に希望をもたせ続けるために，効果はなくても，（少量でもいいから）抗がん剤を続けてくれませんか」

という意見を，患者さん本人だけではなく家族や，時に医療者からも言われることがあります．

3大療法（手術，放射線治療，抗がん剤）では幸せになれない，ということは医療否定系の本などでは繰り返し主張されることですし，巷ではそれが真実だと思わされている面もあるかもしれません．しかし実際には，3大療法を受けて治った方々は，少なくとも代替療法などで治った方々よりも間違いなく大勢いますし，何かと悪者にされがちな抗がん剤ではありますが，かなり厳しい余命と言わざるを得ない，全身にがんが転移した患者さんでも，これで治るという方も決してゼロではないのです．そして，これら3大療法と緩和ケアで，治らないまでも，生きている時間を延ばしたり質の高い生活を追求することで，結果的に幸せと思われる人生を全うする方々もいます．

でも，だからといって少なくとも抗がん剤の中に「希望」はありません．抗がん剤はあくまで手段のひとつであって目的ではないのです．だから，抗がん剤を絶対視する視点もおかしいし，かといって抗がん剤は悪だという視点もおかしい．あくまで最初に，患者さんの人生があり，そこにしか希望はないのです．その希望を叶える，もしくは少しでも近づけるために医療はあり，抗がん剤はその一手段でしかないのです．それは代替療法や緩和ケアもそうで，それらの中に「希望」があるわけではありません．私は，「とにかく何か治療を」と求められたときに，まず「あなたはどうして，治療を受けたいのですか？」といったことを尋ねています．多くの方は「なんでそんな当たり前のことを，この医者は聞くのか」といった顔をされますが，それはその方がやはり「治療の中に『希望』がある」と考えていらっしゃるからだと思います．そこでもっと具体的に，家族背景やこれまでの人生と何を大切にしてきたか，そして今後の人生をどう歩んでいきたいと考えていらっしゃるのか（ここは答えられない方も多いです），といったお話しをしていきます．そして，そこで改めて，例えば抗がん剤についての話をします．その方の人生の「希望」に抗がん剤の期待される効果が助けになるのであれば勧めますし，そうでなければ勧めません．例えば，明らかにエビデンスのない抗がん剤治療を求められたときには，

「この治療をすることを勧めないのは，延命の効果よりも副作用で体力を落として，寿命を縮める可能性が高いからです．量を減らせば副作用がゼロになるわけでもありません．副作用でつらい思いをして，さらに寿命が縮む治療を，それでもして欲しいと思いますか？　あなたは，家族と一緒に過ごす時間を大切にしたいとおっしゃりましたが，あなたが提案される治療法では，その希望から遠ざかってしまう可能性が高いと思います．それよりも，体力を温存して，症状を和らげる『治療』に専念するほうが，よほどあなたの希望を守ることができると思います」

と，「治療の本当の目的」を軸としたお話しをしています．そして，抗がん剤治療はしなくても，「治療」はしていくんですよ，ということを必ず伝えるようにしています．

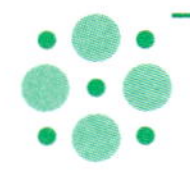

Oncologyと緩和ケアの統合

緩和ケアに携わる医療者の中には，私が昔そうであったように，抗がん剤（と，それを処方する医師）に対して何らかの陰性感情を抱いている方が少なからずいます．

「抗がん剤のつらい副作用で患者さんをボロボロにして得られる，わ

ずかな延命に意味があるのか」

「こんな状態で抗がん剤を続けたら，死の受容ができなくなる」

などなど．こういった思いによって腫瘍内科医や外科医とケンカになる緩和ケアの医療者はしばしば見かけます．

「多くの医者は，自分ががんになっても絶対に抗がん剤治療はしない」

というのも，医療否定本などでよく取り上げられますし，緩和ケアの医療者からもそういった意見を伺うこともあります．でもそれはあくまでその医療者個人の主観であって，患者さんの生き方や希望をよくよく考えたときに，抗がん剤がベストな選択肢として判断されるのであれば，それは否定されるべきものではないでしょう．仮に，私自分ががんになったとして，抗がん剤をする目的，それが自分の生きる希望と合致していれば，当然それを受けますし，ムダだと思えば受けません．自分が仮にいま，全身に転移したがんがあると診断されたら，例え数か月・数年でも延命してやらないとならないこともありますので，QOL を落としたとしても抗がん剤を受けたいと思うでしょう．でも，20 年後，30 年後にどう思うかは，そのときにならないとわかりません．

たとえ予後が短い可能性があっても，わずかな延命しか得られないだろうとしても，抗がん剤をすることを考慮する，という場面もあります．Performance Status（PS）3〜4 でも，特にまだ 1 度も治療をしたことがない方の場合で明らかにがんによる影響で呼吸苦や倦怠感といった症状が出ていたり，PS が落ちていると判断される方の場合は，がん種にもよりますが抗がん剤が劇的な効果を示し，症状や PS も改善する例があるので考慮する場合もあります．自験例でも，食事も取れずベッドに寝たきりだった大腸癌の患者さんに抗がん剤を投与して，食事が取れるようになって歩いて退院した方を何人も経験してきました[7]．もちろん，患者さんが望むからといって，死の前日まで抗がん剤を入れ続けるとか，明らかに命を縮める治療を施すというのは医師として倫理的に問題がありますが，ここではそんなことを言っているわけではありません．全身状態が悪く予後が限られた状態での抗がん剤治療は，副作用が強くなる傾向がありますし，その後の集中治療を受ける割合が増えたり，望んだ場所で死を迎えることができにくくなるなどにより，結果的に終末期のQOLを下げるといった悪影響をもたらす可能性はあります[8, 9]．そういったリスクも含めて，患者さんごとにどの選択肢がもっとも患者さんの総合的QOLを高める可能性が高いかを検討する必要があります．

緩和ケアを知らないがん治療医は問題ですが，がん治療を知らない緩和ケア医もやはり問題なのです．世界的には，「Oncologyと緩和ケアの統合」というのはひとつの大きなテーマとして話題となっており，「Palliative oncologist」という，Oncologyと緩和ケアの両方のトレーニングを受けた，臨床・教育・研究などの面で，両者の統合に重要な役割を果たしうるスキルをもった医師の養成が提案されています[10, 11]．Palliative oncologistは，緩和ケア・抗がん剤治療双方の知識と経験を生かしながら，医療チームの一員として治療内容や支持療法についても積極的に関わっていく中で，患者さんとがん治療医の間を取り持ち，より有効な意志決定支援につなげる役割が期待されます．

キュアとケア，両者の利点と限界，それらを裏付ける科学的データと経験，どちらも完璧に身に着けて維持するのは不可能かもしれませんが，がん治療の基本的な考え方については緩和ケア医も学ぶべきですし，逆に，がん治療医も基本的な緩和ケアの技術は習得，実践できるようにするべきです．緩和ケア医と腫瘍内科医は，お互いにビジョンを共有し，コミュニケーションを密にとり，チームとして協力して診療にあたっていくべきであると考えます．

医療者は，自分がその治療法について経験が少ないから（よく知らないから），治療法そのものやそれを受けたいという患者さんの心情までも否定していないか，謙虚な心で立ち止まって考えるほうがよいと思います．

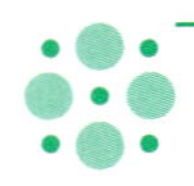

手の中にある小さな「希望」

少し話がそれましたが，患者さんにとっての「希望」は何かをすること，何かができるようになること，それだけではないということは覚えておいて欲しいことです．淀川キリスト教病院の「リクエスト食」のところでも少し書きましたが（p.45 参照），「リクエスト食」の取り組みそのものは，その意義としては素晴らしい取り組みで，それで大きな喜びを得る方も大勢いるでしょう．ただ，そういった「無力でかわいそうな患者さんに，健康で力のある私たち医療者が何かできることをしてあげる」ことだけが希望を叶えることだと勘違いしてはいけません．「何かしたいこと」を考える余裕もなく，ただ今このときを生きることだけで精一杯の患者さんにとっては，とにかく目の前の苦痛がこれ以上悪くならず，「今」の時間を過ごせることが一番の希望という方もいるのです．何か新しいものを手に入れることや，やり残したことをやり遂げること，生きている時間を延ばす（時間を手に入れる）といった「手に入れる」系のことだけが希望を叶えることなのではなく，いまその人の手の中にある小さな希望が失われないようにすることだって，れっきとした「希望を叶えること」なのです．

一般的な希望，そんなものはきっとありません．でも，死を見据えて生を考えたとき，それぞれの人が，その中に見えてくるものがあるのかもしれません．今の社会は，死から隔絶されすぎています．昔は，自分の祖父母，父母だけでなく，多くの親類縁者の死を，その過程も含めて経験することができましたが，今はそれがありません．「死を想え」と，有名な言葉があっても，死が想像できない．遠い彼方のものか，恐くて忌避するもの．何か高尚なものにしたがる傾向も世の中にありますが，死は誰の身にも起こる，現実の現象です．死や老いを，もっと近しいものに取り戻す必要があるのかもしれません．

ただ，死を想うことは生をあきらめることではありません．患者さんには，前向きな方も本当に多いですが，死に向かって前向きというよりあくまでも生に向かって前向き，自分の人生を生き抜く，という決意を感じます．

その方々も何もせずに突然そういった心境になるわけではありません．皆さん，多くの葛藤や苦しみを乗り越えた上で，そういった生き方・考え方を選んだ，というところだと思います．誰しもが簡単に歩める道程ではないでしょうが，こういう方々と接していると，緩和ケアで教えられる「死を見つめ，受け入れることが大切」といった表現が本当に嘘くさく思えるときもあります．余命数週間に迫っているというときに「先生，私きっと生きられる気がするんです．もう一度元気になります」と言われたとしたら，私たちは戸惑うかもしれません．「死を受け入れられないのだな」と思うかもしれません．でも，だからといって「いえ，あなたはそう遠くない将来に…」と真実の話をすることは野暮というものです．その方が，死と正面から向き合っていなくても，生を生ききろうという覚悟ができれば，それは同じことではないのでしょうか．私たちにはその援助ができると思うのです．表面上だけ患者さんに合わせて結果的に生からも目を背けさせるわけでもなく，死を眼前にもっていくでもなく，希望の中で生を生ききるための援助が．

これから超高齢社会・多死の時代を経験していく中で，生きる希望とは何か，どうやって希望を叶え，護っていく手助けができるのか，私たち医療者も常に考え続けることが必要なのです．

【ケースファイル】

スピリチュアルペインと鎮静

Aさんは40歳女性の大腸癌の患者さんです．若いころは雑誌のモデルをするなど，容姿に自信をもっていた方だったそうです．テレビ関係の仕事をされていたご主人と結婚され，お子さんこそできなかったものの，二人で仲良く支えあいながら生活してきたということでした．

発症は2年前の夏．大量に下血をして救急外来に運ばれ，そのときに撮影したCTで，大腸癌，肝・肺転移と診断されました．大腸の原発巣自体は手術を行いましたが，肝臓と肺は手術ができない状態でしたので，抗がん剤を続けてきました．大きな副作用はなく，治療を続けてきたのですが，いよいよ治療の効果も乏しくなり，局所再発・腹膜播種から腸閉塞に至って入院した後，緩和ケア科に紹介となりました．

腸管は，十二指腸を含む多発狭窄で，手術やステント留置は困難と判断されました．絶食として点滴を開始しましたが，嘔気が続き，1 日に 1 度程度は 200〜300mL 程度の嘔吐をしてしまいます．制吐剤やオクトレオチドなどいろいろと試したものの効果は乏しく，主治医の B 先生は胃管留置を本人に勧めますが，

「あれだけは絶対に嫌，あんなものを鼻に入れられて生きるくらいなら死んだほうがマシです」

と，頑なに拒否されます．これまでの抗がん剤でも，脱毛や皮膚障害が強いものは絶対に拒否，ということでしたので，容姿の変化が起きる処置が嫌だったのでしょうか．A さんは，それもあるけどそれだけではなくて，と前置きをした上で，

「吐くのは 1 日に 1 度だからそれはまあ仕方ないと思ってる．でも，管は前にも入れられたことがあって，1 日中のどの奥に違和感があるのが耐えられなくて…．それならまだ今の気持ち悪さが続くほうがいい」

と答えました．PEG（Percutaneous Endoscopic Gastrostomy：減圧のための胃瘻造設）や PTEG（Percutaneous Trans Esophageal Gastrotubing：経食道胃管挿入）といった処置も，「もうこれ以上からだに傷をつけたくない，無理したくない」と，本人からの同意は得られません．ご主人が来ているときも決して楽とはいえない状態で過ごしているのを見て，B 医師たちスタッフもつらい日々を過ごしていました．

そんなある日の朝のこと，A さんから，

「もう，私には生きている価値がないと思う．毎日目が覚めて，1 日中つらい思いが続いて，また次の日も同じことが続くの．足もむくんでベッドから動くこともできなくなってしまったし，トイレも自分で行けない…．つらくてつらくて，朝起きたときに，『また目が覚めてしまった』と思ってしまうんですよ．そんな気持ち，わかります？　夜だって，気持ち悪くて起きてしまうし…．もう 1 日だって，こんな日々が続いてほしくないんです．できれば安楽死させてほしいけど，それはムリなんでしょう？　だったらせめてもう目が覚めないように死ぬまでずーっと眠らせてもらって，何も感じないようにしてくれませんか」

と話されました．ベッドサイドにはご主人が座っていましたが，二人で何度もこの話をしていたらしく，

「つらい決断と思いますが，もう何日も二人で話して決めたことです．彼女の望むようにさせてもらえませんか」

と話されました．

B 医師は突然の申し出にびっくりしてしまいましたが，1 時間程度いろいろと話した結果，夫妻の判断は決して短絡的な自殺願望のようなものではなく，ある程度理性的な判断と言えるのではないか，と感じました．

「そうですね…．ちょっと今すぐに結論を出せるものではないので…．他のスタッフとも相談させてもらいたいのですが」

と伝えると，

「そんなに待てませんよ．もう 1 日だって生きていたくはないんですから．先生だけが頼りなんですよ」

と A さんは強く，念を押すように答えました．

その日の午後，病棟のカンファレンスでこの A さんに（深い）鎮静をかけてもよいかどうかの話し合いが行われました．しかし，大半のスタッフは A さんに鎮静をかけることには反対しました．

「彼女の苦痛はいわゆるスピリチュアルペインで，まだ介入の余地があるのではないでしょうか」

「A さんは意識もしっかりしていて，会話もできます．時々スープを飲んだりアイスを食べたり，テレビを見て笑っているときもあります．まだ鎮静をかけるほどの苦痛があるようには思えません．どうしても鎮静というなら，夜間だけ鎮静するとか，浅く鎮静するとかでもいいのではないですか」

「抑うつなのではないだろうか？　それに今の状態だと，まだ予測される予後として 1 か月くらいはありそうでしょう．なら，まだ時間もあるし，もう少し説得してみてはどうか．緩和医療学会のガイドラインに照らしてみても，適応とは言えないのではないかな」

B 医師は，

「スピリチュアルペインだけではなく身体的な苦痛もあり，それにつ

いては客観的には確かに大きな苦痛に見えないかもしれませんが，その二つが組み合わさったことでAさんにとっては耐え難い苦痛になっていると思います．だから，ガイドラインにも決して違反しているとは思いません．そして，少しの経口摂取やテレビや会話は，Aさんにとって苦痛を覆い隠すほどのプラスになっているのではなく，単に起きている時間をつぶすためだけのもので，喜びにはなっていないのではないでしょうか．それは抑うつというのとも違うように思います」

などと反論をし，これまで長い時間を過ごしてきた担当看護師は，

「私は，数日前からAさんが『毎日こんなにつらい思いをして，生きていなければいけないの？　何の意味があるの』といったような発言が増えてきていたと感じていました．具体的に鎮静の話は出ていませんでしたが，ずっと傾聴をして，他に気持ちを向けようとしても，結局は『もう生きている意味はない』というところに戻ってしまうのです…」

と話し，ある程度同意を示してくれたものの，全体の意見としては，「まだ時期尚早にて，もう少しじっくり時間をかけて本人や家族の気持ちを聞き出すべし．場合によっては抗うつ薬を投与」という結論で終わってしまいました．

B医師はその結果をAさん夫妻に伝えなければなりません．重い気持ちになりながら，再度Aさんの部屋を訪れ，カンファレンスの話し合いの結果を丁寧に説明しましたが，Aさんの顔色は徐々に青ざめ，

「わかりました．この病院がそういうお考えなのであれば，私はもうここにはいたくありません．早々に他の病院を紹介してください．今日中に！」

と，泣き出してしまいました．Aさんのご主人は烈火のごとく怒り，

「先ほどの話し合いで，先生には思いのたけを伝えたつもりです．先生にはわかっていただけていると思っていました．残念です．失望です．これ以上，何を話し合えというのでしょうか？　その薬（抗うつ薬）を使えば，妻を苦しみから解放することができますか？　そんな夢のような薬ですか？　違うでしょう．私も，この病院には妻を置いておけません．今すぐ紹介状と転院先の斡旋を要求します」

とB医師に迫りました．B医師は弱ってしまい

「ちょ，ちょっと待ってください．もう一度だけ，スタッフと話をしてみます．もう少しだけ待ってくれませんか」

と話し，もう一度スタッフを集めて話し合いをしました．スタッフからは，

「納得ができない」

「患者さんや家族が強く出てきたら，言いなりになるのか」

という意見も多々出ましたが，

「本人たちがそこまで言ってきているというのには，よほどの思いがあるのではないでしょうか．B先生や担当看護師は，これまでもずっとお話を聞いてきての今日があるわけだし，これ以上話をしても埒が明かないのでは．かといって転院させるわけにもいかないでしょう」

といった意見も出され，中々結論が出ないため，最終的にはB医師が，

「いろんな意見があるのはわかるけど，これだといつまでたっても結論が出ません．なら，今回は私に一任していただいて，私の思うとおりにさせていただけませんか」

ということで，Aさん夫妻の意見や価値観を尊重する形で，その夜から持続的な深い鎮静が開始されました．その後，Aさんは眠り続け，1週間後にご主人に見守られながら息を引き取りました．

ご主人は，お見送りの際に，多大な感謝の言葉を述べて帰られましたが，医療スタッフ側には釈然としない思いが残りました．

[解説]

鎮静の問題は，緩和ケアの現場ではしばしば大きな「壁」になります．どうやっても緩和できない呼吸困難や，ベッドの上で暴れまわるようなせん妄をきたした患者さんに，鎮静をかけましょう，という話は，ある程度受け入れられる場合が多いように思いますが，今回のケースのように，スピリチュアルな苦痛がからんでいる場合は，多くの医療者が悩むところではないでしょうか．しかも，このケースでは医療者の多くが「それほどの苦痛はない」と思っているのに，患者さん・家族からの申し出で鎮静の開始が議論されていることも，問題を複雑にしています（ただし，担当のB医師および

担当看護師といった，A さん夫妻と最も長く時間を共有している 2 名については，夫妻の思いを了解可能としています）.

『苦痛緩和のための鎮静に関するガイドライン』では，「心理・実存的苦痛（スピリチュアルペイン）が単独で深い持続的鎮静の対象となることは例外的」[12] と記載されています．B 医師の言うとおり，持続する嘔気や倦怠感といった身体的苦痛もあるから，という考えもありますが，他のスタッフが指摘したように，スピリチュアルペインがメインと考えるのも妥当な場面ともいえます．ただ，スピリチュアルペインに対する鎮静を，ガイドラインが禁止しているわけではありません．実際，日本で行われた緩和ケア医に対する質問紙調査で，約 1％の患者さんではスピリチュアルペインに対する鎮静が行われたと回答されています[13].

では，予後の予測の面ではどうでしょうか．ある医療スタッフは「予後は 1 か月くらいありそう」と発言していますが，医師の経験に基づく生命予後の予測はしばしば正確ではなく，実際の予後よりも長く（optimistic に）見積もる傾向があると言われています[14]．実際には，予後予測スコアである Palliative Prognostic Index[15] に照らしてみても，「経口摂取不可」「ほとんど臥床」「浮腫あり」というところで，3 週以内の予後の可能性が高いと予測されます.

また，このケースでは「経口摂取やテレビや会話ができる＝生きる喜びがある可能性がある」と評価しているスタッフもいますが，一方で B 医師が述べたように「それを上回る苦痛がある」という意見もあり，喜びと苦痛，どちらが上なのか？　という点もスタッフ間で対立が起きています．こういった統合された QOL を評価する方法として当院では IDAS（Integrated Distress-Activities score：症状・日常生活統合スコア）を利用しています．これは日常生活面の評価項目として，食事，飲水，娯楽，会話・談話，行動範囲の 5 項目を挙げ，それぞれの程度についてスコアリングし，合計点を「生活スコア」とし正の数字で表します（最大は＋ 10 点）．その一方で，症状面では疼痛，倦怠感，呼吸器症状，消化器症状，精神神経症状の 5 項目を挙げ，合計点を「症状スコア」とし，負の値で表します（最大は－ 10 点）．その合計点を IDAS とし，担当した看護師が毎日評価・記入し，グラ

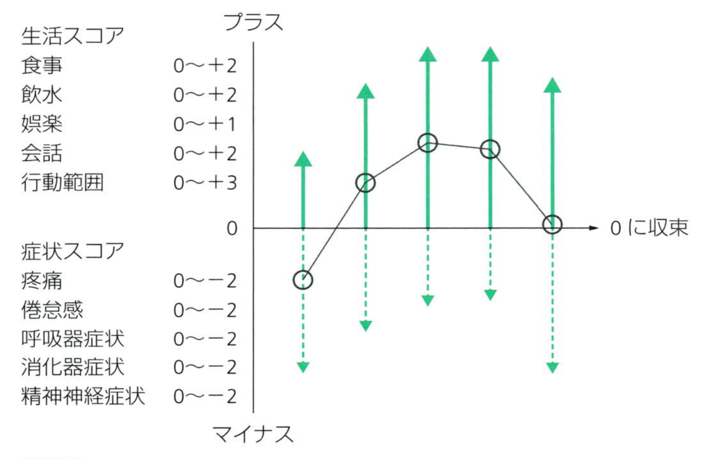

図 12 スコア総計のグラフ化
死亡や鎮静の場合，スコアは 0 に収束する．

フ化しています（図 12）．

このスコアは，「プラスの QOL」と「マイナスの QOL」をそれぞれ評価し，合計したときに総点がプラスになるのかマイナスになるのか一目でわかるのがメリットです．ただ，IDAS 開発の手順として，妥当性や信頼性についての検証が十分に行われていないところは注意する必要があります．また，評価者は主にその日に担当した看護師なので，その日ごとの評価者の意思でスコアにばらつきがでる可能性が高いため，信頼性が下がるというデメリットもあります．なので，IDAS そのものでものごとを強くいえるわけではありませんが，臨床の参考とするにはよいツールではあります．

A さんの IDAS も，この 1 週間程度はずっとマイナスになっていました．娯楽や会話，といったところなどでプラスのスコアもあるのですが，マイナスの項目とスコアが大きかったのです．このことを考えると，改善のための具体策もないままに，マイナスの QOL を毎日味あわせることよりは，鎮静をかけることでマイナス・プラスともスコアをゼロにしたほうが，総合的 QOL としては改善できると評価することもできます．

このように考えていくと，Aさんに鎮静をかけたことは，それほど妥当性に乏しい医療判断ではなかったと考えることはできます．では，医療スタッフ間でなぜこれほどまで大きな対立が起きてしまったのでしょうか．

そのひとつの要因は，鎮静が原則的には「悪いこと」「行うべきではないこと」だと感じる価値観があるのかもしれません．鎮静を行うことで苦痛を緩和できるという「よい効果」がある一方で，人間としての活動を停止することになる，周囲とのコミュニケーションがとれなくなる，もしかしたら命を短くするかもしれない，不安といった「悪い面」があることは事実です（実際には予後を短縮しないと言われていますが）．それ以外にも，このケースでは「患者さんからの申し出による鎮静の開始」という形になってしまったことで，客観的に医学的な適応があるとまで言えないのに，何となく自殺を幇助してしまうような，倫理的に問題のある行為だと見えるかもしれません．

結果的に患者さんや家族が満足されて，お帰りになったのだからそれはそれでよかったじゃないか，というのは確かにその通りでしょう．医療スタッフの価値観は，本人や家族の価値観と一緒にはなりえませんし，患者さんの苦痛を肩代わりしたり，患者さんが感じるように理解することは不可能なことです．でも，鎮静に関していえば，その医療スタッフが感じた「違和感」については大切にしてほしいとも思うのです．現時点で，スタッフ全員が一生懸命苦痛緩和に取り組んで，あらゆる手を考えつくしたけれども，それでも患者さんには「鎮静」という選択しか残されなかった，ということ．鎮静をかけること自体は決して悪いことだとは思わないし，必要なケースがあるのは間違いないことです．そのことで自分たちを過度に責めるべきことはありません．「鎮静なんかしなくてもまだまだできることはあるんです！」と，自分たちの価値観の押しつけで，状況を好転させる可能性の低い処置を続け，いたずらに患者さんに苦痛を味あわせることは避けなければなりません．でも，鎮静をかけようと決めたときに湧き起こる感情―それは怒りや，悲しみや，無力感かもしれませんが―は，大切にしてもらいたいと思うのです．患者さんや家族に言われるがまま，そして医療者側の葛藤が生じないままに鎮静がかけられる，そこまではいかなくても心のどこかで少なからず

「慣れ」が生じてしまう，そうはなってほしくないと思っています．

文献

1) Hodi FS, et al. Improved survival with ipilimumab in patients with metastatic melanoma. N Engl J Med. 2010; 363: 711-23.
2) Brahmer J, et al. Nivolumab versus Docetaxel in Advanced Squamous-Cell Non-Small-Cell Lung Cancer. N Engl J Med. 2015 [Epub ahead of print]
3) Temel JS, et al. Longitudinal perceptions of prognosis and goals of therapy in patients with metastatic non-small-cell lung cancer: results of a randomized study of early palliative care. J Clin Oncol. 2011; 29: 2319-26.
4) Weeks JC, et al. Patients' expectations about effects of chemotherapy for advanced cancer. N Engl J Med. 2012; 367: 1616-25.
5) 田口ランディ．キュア．朝日新聞社；2008. p.23.
6) 田口ランディ．キュア．朝日新聞社；2008. p.25.
7) 西　智弘，ら．Performance Status の低下した大腸癌患者に対する緩和的化学療法—Modified FOLFOX6 について—．癌と化学療法誌．2012; 39: 2557-60.
8) Wright AA, et al. Associations between palliative chemotherapy and adult cancer patients' end of life care and place of death: prospective cohort study. BMJ. 2014; 348: g1219.
9) Prigerson HG, et al. Chemotherapy Use, Performance Status, and Quality of Life at the End of Life. JAMA Oncol. 2015; 1: 778-84.
10) Hui D, et al. Integration of oncology and palliative care: a systematic review. Oncologist. 2015; 20: 77-83.
11) Hui D, et al. Palliative Oncologists: Specialists in the Science and Art of Patient Care. J Clin Oncol. 2015; 33: 2314-7.
12) 日本緩和医療学会，編．苦痛緩和のための鎮静に関するガイドライン．金原出版；2010. p.27.
13) 日本緩和医療学会，編．苦痛緩和のための鎮静に関するガイドライン．金原出版；2010. p.45-6.
14) Glare P, et al. A systematic review of physicians' survival predictions in terminally ill cancer patients. BMJ. 2003; 327 (7408): 195-8.
15) Morita T, et al. The Palliative Prognostic Index: a scoring system for survival prediction of terminally ill cancer patients. Support Care Cancer. 1999; 7: 128-33.

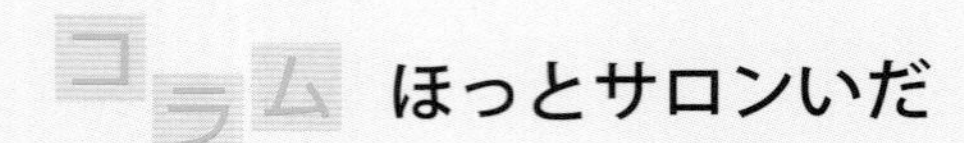

コラム　ほっとサロンいだ

私が病院内で「がんサロン」を開催している場所は，当院 7 階にある「ほっとサロンいだ」という場所で，2013 年に緩和ケアチームと，病院図書室司書の荒木亜紀子さん，そして院内の図書ボランティアの皆さんの協力を得て開設されました．「ほっとサロンいだ」のコンセプト，それは，

「病院の中にあり，病院の中ではない場所」

「自分の生きる力を取り戻すための場所」

「とりあえずここにくれば，探していたものが見つかる場所」

ここは図書館でもあり，美術館でもあり，もうひとつの自宅のようでもあります．大きく開けた窓からは横浜方面が一望でき（図 13），心癒される音楽が流れ，ここでは静かに本を読むも良し，家族やボランティアさんと談笑するのも良し，ソファでうたた寝するのも自由です（あまり長時間だと困りますが…）．そして毎週のように様々なイベント，「がんサロン」もそうですが，日本茶やハーブを楽しむ会，患者力を鍛える

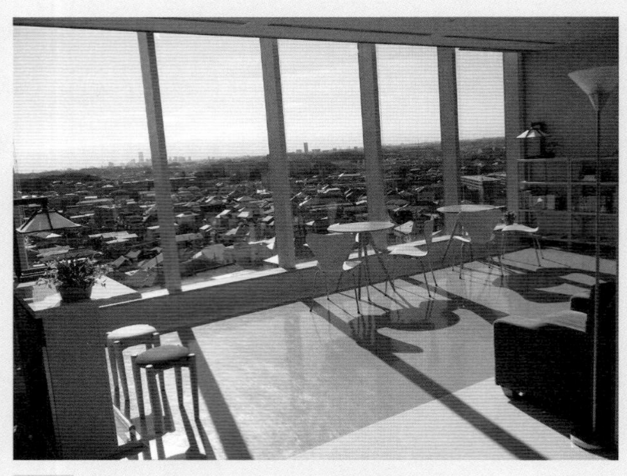

図 13「ほっとサロンいだ」から横浜を臨む

会，乳がんの方の患者会やピアカウンセリングの会など…．こういった定期のイベント以外にも，月ごとにハンドアロマやマジックショー，ヒーリングのイベントなども開かれています．お笑い芸人の方にお越し頂いたり，「笑いヨガ」をみんなでやったりもしましたね．

日々の管理はボランティアさんが行ってくれているのですが，曜日ごとに担当が決まっているので，その曜日のボランティアさんに会うために通ってくるファン（？）の方もいます．ボランティアさんとの対話を通じて，医療者による専門的ケアにつないでもらえることもあり，ボランティアさんも今ではすっかりケアの仲間です．

Chapter 05

5章 ● 意志決定をするときの「壁」

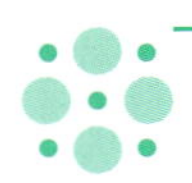

Shared Decision Making

患者さんの意志決定の方法を学んでいると，「シェアードディシジョンメイキング：Shared Decision Making（SDM）」という方法がよく取り上げられています．SDM 自体は取り立てて新しい概念というわけではないのですが，がん患者さんの意志決定支援をしていくのに，他の方法だとなかなかうまくいかない場面も多く，改めて知っておいてよい方法論です．

ここで，意志決定の方法を整理しておきますと，大きく分けて３つの方法があると言われています．１つ目はパターナリズム，２つ目がインフォームド・コンセント（Informed Consent: IC），そしてこの SDM です．

パターナリズムは，医師あるいは医療者がエビデンスや信念をもって治療法を一方的に決定する方法です．古くは，全ての意志決定はほぼこのパターナリズムで，医師が「この治療をします」で患者さん側が「先生にお任せします」で成り立っていました．近年，そのような医療者からの一方的な決めつけは良くなく，患者さんや家族の意向も取り入れて治療方針を決定すべきだという批判を受け，パターナリズムにはネガティブなイメージがついていますが，救急医療など，一刻を争う処置が必要な場面が多い現場では，ある程度パターナリズムで方針を決めていくほうが現実的である場面も多いです．

パターナリズムに対する「自分の治療法は自分で決めたい」という批判から，医療現場に広まった方法がインフォームド・コンセント（IC）です．IC では，「患者さんが治療の内容についてきちんと説明を受け正確な情報を理解した上で，方針を選択・同意し，治療を受ける」といったアプローチがなされますので，患者さんや家族は選択肢や内容を色々と吟味した上で方針を自分たちで決めることができます．予定された手術や検査，どの選択肢を選んでも基本的には治癒が目指せる，といった状況では大きな問題もなく有効と考えられます．しかし，非常に専門性が高い領域，例えば A と B の選択肢の利点とリスクの説明が一般的にはわかりにくい，という状況だったり，自分自身で考えて決めることが難しい患者さんのケースや，そもそも答えがない領域（倫理的問題など）については，IC の手法がうまくいかないことがあります．また，IC の方法が，

「A という選択肢はこれこれこういう方法で，こんなメリットとこんなリスクがあります．次に B という選択肢はこれこれこういう方法で，こんなメリットとこんなリスクがあります．そして C という選択肢は…，以上３つの選択肢の内容を説明させて頂きましたので，あとは患者さんとご家族でよく相談されて，次回外来までにどれにするか決めてきてください」

という医療者からの一方的な情報の説明のみが行われ，選択の責任全てを患者さんやご家族に丸投げするケースがあるということもしばしば問題となります（本来の IC の意味はそうではなかったのですが，少なくとも日本においては患者さんに選んでもらうのが基本，という考えにどこかでなってしまったようです）．

そこで，より意思決定のプロセスを「シェア」しましょうということが強調された方法が，SDM です．SDM では，医療者が一方的に方針を決定したり，情報だけを伝えてあとは患者さんに決定を丸投げしたりするのではなく，「医療者がエビデンスに基づいた医療情報や選択肢を患者さんに伝え，患者さんは何を大事にしたいか，といった価値観や考え方を医療者側に伝えることで，お互いが情報を共有し，納得いく治療選択を模索していく」といったアプローチがとられます．ここでは，中山和弘先生（聖路加国際大学）が作られた Web サイト「健康を決める力」[1)]および，Elwyn らの提唱する３ステップモデル[2)]を参考にしながら，具体的な SDM の方法を見ていきたいと思います．

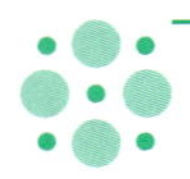

Elwyn らの 3 ステップモデル

Elwyn らの 3 ステップモデルでは，

- チョイストーク
- オプショントーク
- ディシジョントーク

の 3 つのステップを経て，意志決定をしていく流れになります．その過程の中で，患者さん自身がもともと何を大切にしていて（最初の好み），選択肢を示していく中で，その価値観に応じてどのように各選択肢をとらえているか（情報に基づいた好み）を十分に検討する必要があります．

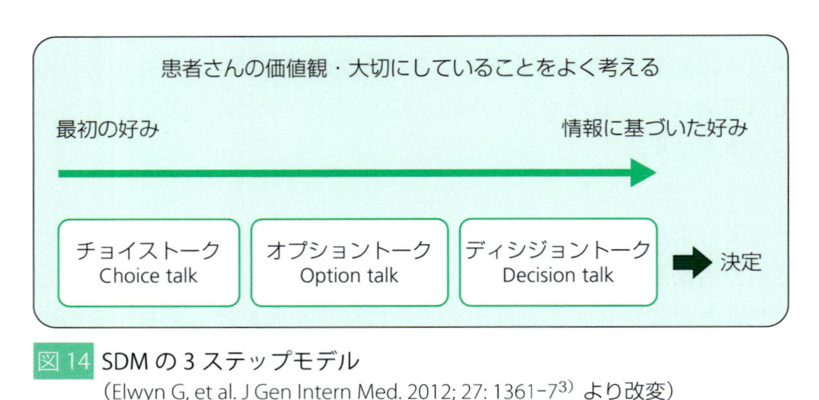

図 14 SDM の 3 ステップモデル
（Elwyn G, et al. J Gen Intern Med. 2012; 27: 1361-7[3] より改変）

チョイストーク

チョイストークでは最初のステップで，「治療の選択が必要であること」，そしてその選択のためには「あなたの価値観やあなたが人生において何を大切にしているかを考慮したいと考えています」，ということを伝えていきます．さらに，

「エビデンスは完璧なものではないし，治療効果も副作用も人それぞれですが，あなたがその効果・副作用をどのようにとらえていくかを尊重します」

ということを伝え，患者さんの反応（動揺や不安，理解の程度など）をみて次のステップに進んでいきます．患者さんによっては早々と「それで私はどうしたら良いか教えてくれませんか…」と医療者に尋ねてくるかもしれません．ここですぐに結論を示すのではなく，

「私も自分の考えをシェアさせてもらいたいと考えていますし，あなたが意志決定をしていくのを支援していきたいと考えていますが，その前に治療の選択肢についてもう少し詳しく説明させて頂けますか」

と答えて，次のステップに進みましょう．

オプショントーク

このステップでは，各選択肢についてより詳しい説明を行います．きちんとした理解が得られているか適宜確認しながら，選択肢それぞれの医学的な違い，メリット・デメリットを明らかにします．単に「説明する」のではなく「明らかにする」というのは，単に「こっちは手術，こっちは投薬」といったことだけを示すのではなく，その選択肢の社会活動や精神面への影響，経済的側面なども含めて示すということです．また，選択肢には状況によって「注意深い経過観察」，つまり「何もしない」という選択肢を含むべきです．選択肢を説明したところで，再度選択肢と理解の確認（時に「どのように理解されたか，私に説明して頂けますか」という問いかけを行うのも有用）を行って，最後のステップに進みます．

このオプショントークのステップでは，意志決定支援のためのツール（ディシジョンエイド），例えばパンフレットやビデオ，インターネットを用いたプログラムなど，を用いることが患者さんの理解を助け，時間の節約になることも示されています．海外では，患者・家族の意思決定支援に取り組んでいる研究機関である Ottawa Hospital Research Institute（OHRI）が作成したものなど，様々な意志決定支援ツールがあります．一方日本で用いられるものでは胃瘻造設（http://irouishikettei.jp/）や乳癌の術式選択に関するガイドなど，まだ少数なのが現状です．

ディシジョントーク

このステップでは，いよいよ意志決定に移っていきますが，まず患者さんに確認すべきことは「あなたの価値観やあなたが人生において何を大切にしているか」ということです．治療の選択肢を見て，どういったことがその「大切にしていること」に影響しそうかということを尋ねていきます．医療者側がその「価値観や好み」をとらえることができれば，それに応じてよりよい選択肢を示すことができます．それが仮にエビデンス的にはベストな選択肢とは言えなくても，患者さんの価値観を満たすためには，こちらのほうが優れている，というようにアセスメントしていくことが大切です．このアセスメントは，特に「医療の呪縛」に縛られがちな医師だけでは難しい場合も多く，時には看護師などを含めた医療チームで話し合うことも有用です．

もし，時間的余裕があるのであれば，その場で全てを決める必要もありません．

「他にいま聞いておきたいことはありますか？　今日この外来で最終的な答えを決める必要はないので，一度ご自宅でご家族やご友人とよく話し合われてから結論を出す，でも構いませんよ」

ということを伝えます．

最後に，もう一度決定内容などの確認を行って，面談を終了します．

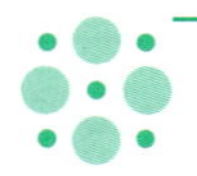

価値観のすりあわせ

患者さんの考え方と医療的判断を共有しながら落としどころを探っていくSDMは，緩和ケアやがん診療の現場では優れた方法であると思います．その中でも，押さえておくべきキモは「患者さん（および家族）の価値観と医療者の価値観のすり合わせ」の部分と，悪い情報を得たときの苦しさまでもシェアすることです．

そもそも患者さんやご家族と，医療者の間には価値観の大きな隔たりがあります．

「そんなことはない，私は医療業界の常識なんかに染まっていない．
私は一般の方々と同じ感覚をもっている」
とおっしゃる方もいるかもしれませんが，医療の世界で少なからず時間を過ごしていれば，その感覚は徐々に非医療者とは違うものになっていきます．その乖離が人によって大きい小さいはありますし，なるべく非医療者に近い感覚を忘れたくない，という心掛けはよいことかもしれません．しかし，少なくとも医療者と当事者（患者さん・家族）という立場で相対したとき，その感覚は同一ではないことには自覚的であったほうがよいと思います．

私が緩和ケアで担当したがん患者さんの家族で，患者さんに残された時間がだんだんと短くなっていくことに耐えられず，様々な治療法の提案をされた方がいました．私を含め多くの医療者が，それらの治療法が逆に患者さん本人の QOL を下げたり，寿命を縮めたりし，患者さん本人の選好とも一致しないことなどを何度も語りましたが，家族は納得されず，

「みなさんの医療者としての考えはよくわかります．でも，愛する家族が失われていく苦しみは，当事者にしかわからないでしょう．あなたがた医療者と私たち家族の間には決して埋められない深い深い溝があると思います」

と言われたことがあります．これはある意味ショックな言葉だと思います．いくら理性的に話し合いや説得を続けても，価値観が共有されることはないと宣言されたようなものだからです．こう言われたら皆さんは何と答えますか？　人によっては，

「私はそれでもあなた方ご家族に，私の思いを（もしくは現実を）わかって欲しいと思います」

とか，

「家族の思いを完全に理解するのは難しくても，なるべく理解できるように頑張ります」

と答えるでしょうか．少なくとも，「どうして私の言っていることをわかってくれないのか」「どうしてこんなに言葉を尽くしているのに共通の理解基盤に立てないのか」と思うのではないでしょうか．

では私はこのとき，何と答えたかというと，

「なるほど確かに，私はご家族の思いを本当に理解することは難しいでしょう．あなたのおっしゃるとおり，決して埋められない深い溝があるでしょうね．でも，それはそれ．その溝があるということをお互いに共有した上で，『患者さんにとって』最も良い方法は何かということを一緒に考えませんか」

と，あえて家族が出した問題を認めた上で，棚上げしました．「あなたと私の間には溝がある」と言われれば，こちらとしては「私のことをもっとわかって」「あなたのことをもっと理解したい」と，その溝を埋めたくなるのが人情でしょうが，私はその溝を埋めることに労力を費やすのではなく，その分を患者さん本人に向けるべきだと主張したのです．だって，「決して埋められない」と言っていますし．「私のことをもっとわかって」と思うのは，単なる批判に対して反駁したいという「私自身の」思いや，承認欲求に過ぎないのではないかと考えたためです．ご家族は不意を突かれたのか，ぽかんとしていらっしゃいましたが，その後からは医療者と家族が一緒になって患者さんにとって最もよい方策を考えようという流れができたように思います．

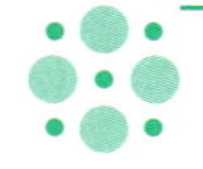

患者さんの苦しさもシェア（共有）すること

SDM ではお互いの価値観をすり合わせ，シェアすることが大切ということをお話ししましたが，「患者さんの苦しさもシェアする」とはどういうことでしょうか．ここでひとつケースを見てみましょう．

【ケーススタディー】

35 歳女性の，乳癌再発，肝・骨転移の患者さん（A さん）．本日は，前医から緩和ケア科へのご紹介ということでいらっしゃいました．紹介状によると，4 年前に乳癌で手術をしたのですが，今年になって肝臓と骨への転移再

発が見つかったとのことで，前医では抗がん剤治療を勧められたようです．しかしAさんは治療をすべて拒否して緩和ケアを希望されたとのことで，緩和ケア科にいらっしゃったという経緯です．

B医師「どうも初めまして，本日担当します緩和ケア科のBと申します」

Aさん「初めまして，よろしくお願いします」

B医師「今はどこかおつらいところはありませんか？　このままお話を続けても大丈夫でしょうか？」

Aさん「ええ，実は1か月前から腰のところにかなり痛みがあるんです．前の先生から痛みどめも頂いたのですけど，あまり効かなくって….夜も目が覚めてしまうことがありますし，家事をしたり入浴したりするのも家族の助けが必要なくらいです」

B医師「なるほど，腰のところが痛むのですね．今の姿勢のままで大丈夫でしょうか？　前の医師からはこの痛みの原因はどういったものからきているとか，説明はありましたか？」

Aさん「はい，ちょっとつらいですが大丈夫です．前の先生からは恐らくは骨に転移したがんの影響でしょう，とのことでした」

B医師「そうですね．私もそう思います．前の先生が出されているお薬で効かないとなると，これはもう少し強めの痛み止めが必要でしょうね」

Aさん「強めの…って，モルヒネですか？」

B医師「そうですね，モルヒネ，もしくはそれに類似した薬がよいかと思います」

Aさん「…あのう，モルヒネってどうしても飲まないといけませんか？」

B医師「と，おっしゃいますと？」

Aさん「モルヒネを使わないで痛みをとってくれませんか．前にもちょっと使ったことがあって，つらい思いをして，それ以来ダメなんです」

B医師「うーん，それは何とも….確かに，モルヒネを使いたくないお気持ちはわかりますよ．抵抗感がありますよね．これまでにそういう方もたくさんいらっしゃいましたがみなさん大丈夫でしたよ．WHOの勧める方法としてはこれが最適です．副作用も眠気や便秘，嘔気などはないわけではないですが，コントロールできるものがほとんどです．以前に副作用が出たのだったら，つらかったですよね．モルヒネが嫌なら，他の類似薬で試してみるのはどうでしょうか？」

A さん「いや，類似薬といっても同じ麻薬でしょう？　それだけは使いたくないんです」

B 医師「少量から試してみるというのでも」

A さん「嫌です」

B 医師「いや，お気持ちはわかります．でも，この痛みは麻薬系のお薬じゃないとちょっと難しいと思いますよ．このままだと自宅での生活もままならないでしょうし，夜も眠れないくらいつらいのが，続くことになりますよ．今後もっと痛みが出てくるかもしれない．後は放射線治療で痛みを取る治療も考えていますが，放射線はすぐには効かないので，やはりそれまでの間は痛み止めがあったほうがいいです」

A さん「放射線？　入院するんですか？」

B 医師「通院ですることもできますが，A さんは遠方ですし，痛みもあるので入院のほうがよいでしょうかね」

A さん「私，入院はしたくありません」

B 医師「えっ，入院も．じゃあ，通院でやりますか？」

A さん「放射線治療も，私受けません」

B 医師「ええっ．痛み止めも，放射線治療もダメと言われると…困ったな．でも私は医師として，これらの治療を絶対に受けることを勧めますよ」

A さん「……」

B 医師「とりあえず，この痛み止め…麻薬系ですが…を出しておきますので，試しでもいいですから使ってみてください．副作用対策の薬も出しておいたので大丈夫だと思います．1 週間後にもう一度相談しましょう」

A さん「…わかりました．失礼します」

［解説］

B医師のイライラが伝わってくるようですね．この面接は，もちろんSDMではありませんし，緩和ケアの普通の面談としても突っ込みどころ満載でしょう．

この面談では，患者さんの価値観や大事にしていることを一切聞けていません．せめて「なぜモルヒネや入院がそんなに嫌なのか」だけでも聞ければ，もう少し話の展開があったかもしれませんが．

実は，Aさんは夫を交通事故で亡くし，5歳になる息子さんを一人で育てているシングルマザーです．自身の父母と同居はしているものの，せめて子供の世話だけでも自分自身がしっかりしないと，と考えていたのです．そもそも，前医で抗がん剤治療を拒否したのも，抗がん剤で容姿が変わるのを子供に見せたくなかったという思いもありましたし，抗がん剤治療のために入院が必要と言われ，その間両親に迷惑をかけられないし，なにより自分が少しでも子供と一緒に過ごせる時間を奪われたくない，という思いからだったのです．「自分がいずれこの世からいなくなる，ということはわかっている，でもせめてこの子が小学校に上がるまでは…できれば小学校卒業まで…1分1秒でも長く，この子の『母親』でいたい」という思いです．モルヒネについては，前医から頓用で処方された速放性のモルヒネ剤を服用したときに，激しい嘔気と眠気で半日程度体調を崩した経験から，「こんな薬を使ってしまっては，自分の役割を果たすことができない．息子や両親に心配をかけてしまう」と考えていました．

そんなAさんに対し，B医師はコミュニケーションの型通りに「お気持ちはわかります」と共感の言葉を繰り返しますが，あくまで「型」としてやっているのでAさんにしてみれば「何がわかるんですか？」と思ってしまったのです．B医師にも焦りがあったかもしれません．外来で患者さんが「痛みがある，今も痛い」と言っているのですから，長々と話をするのではなく，痛みを止めることにまずはフォーカスして，早めに診察を切り上げて，早く薬局に行って薬をもらえるようにしよう，とか．でも，そうなのであれば安易に「わかりますよ」とか「おつらいですよね」なんて言葉は使わないほうがよかったかもしれません．そういう心のこもっていない言葉は空々しく会話の場を上滑りして，患者さんにも「ああ，いまこいつはテクニックとして言っているな」ということが伝わるものです．A さんのこれまでの状況や思いをきちんと聞き出して，ようやく「そんな状況なのであれば，確かにモルヒネを使いたくない気持ちはよくわかりますね」と，心からの言葉を出して初めてその場にはまるのです．

また，B 医師は，この面接で医学的な説得（WHO ラダー，副作用の説明），取引（モルヒネがだめなら他の薬，しかも少量），そして医学的脅迫（もっと強い痛みが出てくるかもしれませんよ），権威の押し付け（医師として勧めるのでとりあえず処方しておきます）まで行っていますが，コミュニケーションとしても，臨床のアウトカムとしてもこの日の面接は完全に失敗しています．おそらく患者さんは自宅で，試しに出されたモルヒネを全く飲まないでしょう．もしかしたら数日後に痛みのために倒れて救急外来に運ばれてくるかもしれません（それでもモルヒネは使わないでほしい，という方も中にはいます）．SDM の手法を用いながら，患者さんが大切に思っていることを聞き出すことを優先していれば，痛みに対して結果的に違うアプローチができたかもしれませんし，もしかしたら前医で拒否されていた抗がん剤治療についても，何かできることが見つけられたかもしれません．

そして，この方にとっておそらく一番の苦しみは「誰も自分のつらさをわかってくれない」ではないでしょうか．家にいれば，「母親」の役割を果たさなければならず，両親には心配や迷惑をかけられないと思い，相談できる友人もおらず，そして頼みの医療者も自分の状況を全く理解してくれずに治療の話ばかり…．家族の側も，患者さん本人の力になりたいと思ってはいるのですが，どう接すればよいかわからず，結果的に「腫れ物に触るような」関係になっていることも多いものです．つらい思いをしている本人に対し，さらにつらい思いをさせるような話をしないほうがいいんじゃないか…というのは，日本人的な「まごころ」かもしれませんね．でも，結果的に患者さんはどんどん孤独になっていきます．患者さんがつらい思いを受け止めるためには，つらさを表出することと，そのつらさを他人とシェアできることが大切です．医療者や家族は，そのつらさを受け止めるのが恐いので，逃げたくなります．でも，患者さんにとっては「自分と一緒に心から悲しんでくれる人がいる」，それだけのことでも意思決定のためのステップを進んでいく力になるのです．

このケースでは，1 回目の診察で反省をした B 医師は，がん看護専門看護師である C さんに相談し，C さん同席のもとで 2 回目の面談を行いました．予想通り，A さんはモルヒネを全く服用しておらず，痛みも同じようにつらいままでした．C さんは，少し二人で話をしたいのですけど，と B 医師に断わって，別室で患者さんのこれまでの思いを聞きました．30 分くらい，家族への思いも含めて話してもらったところでしょうか，それまでずっと黙って聞いていた C さんがひとこと，

「あなた，これまでずっと一人で頑張ってきて，つらかったわねえ」

と言った瞬間，A さんは堰をきったように泣き出しました．

「そんなことを言ってくれたのは，あなたが初めてです」

と．

その後，A さんは C さんと一緒に診察室に戻り，C さんが B 医師に面談の内容と本人の思いを伝え，オキシコドンを少ない量からタイトレーションしていきましょうというプランに落ち着きました．今後，時機を見て「息子さんとより長く過ごすために」，抗がん剤治療をもう一度考えてみないか，ということもお話していこうと思っています．

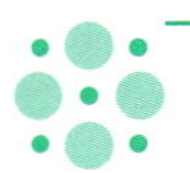

方法論はあくまでも方法にすぎない

SDM が他の 2 つの方法よりも優れている，というわけではなく，その方法論をいつでも忠実に実践すれば魔法のように患者さんの意志決定がうまくいくわけではありません．状況に応じて，どの程度の割合で医療者と患者さん側が方針を決定する，というのを柔軟に変化させるべきです．

例えば，SDM を実践していく中で「パターナリズム 90％」である場面，というのがあってもいいということなのです．100％パターナリズム，

100％患者選択（IC），で，その中間のアプローチがSDMだ，という感じで理解しようとすると失敗します．実際には100％のパターナリズムと患者選択の間にはグラデーションがあって，その全部がSDMであると考えていいのだと思います（SDMという言葉に縛られるならSDMという言葉も忘れてしまっていい）．

ひとつの優れた（流行りの）ツールがあると，それに傾倒しがちなのは日本人の特性でしょうか．SDMをよいと決めたらそれをうまく実践すること，が主たる目的にすりかわっている可能性があるということです．これは，世の中にある様々なツール全てにおいて言えることで，本当は患者さんや医療者間でよりよい実践・アウトカムを出すための方法論にすぎないツールが，いつの間にかその方法を原理原則通りに正確に実施する，そしてその方法論を周囲に理解させることが目的になっている場合があります．SDMもそうだし，臨床倫理の4分割表とか最近流行のユマニチュードもそうです．それらの方法論が出てきた歴史的背景とその意義や限界，哲学的な部分を自分なりに理解し，使える範囲で使えばいいのです．

「ええーっ，ユマニチュードも知らないの～」と他人を揶揄するためにツールがあるわけではありません．知らないのが当然で，じゃあわかってもらおうと，ちょっと口先でツールの内容を説明しても，その方法論の哲学まで伝えるのは難しいものです．方法論を伝えたいのなら，そもそもあなたがその哲学を十分に理解しているかが問われますし，実際の実践の中でその有用性を伝え続けることからまず始めないとなりません．そうでないと「あの人は，口先だけ」「ユマニチュードはいい，と言っているけど全然うまくいっているように見えない」と言われる結果になりかねません．

方法論を学び，よいものを周囲にも伝えていくということは大切なことですが，方法論が先にありきではなく，哲学と実践が先にありきなのです．ぜひ本書をご覧の皆様は，実践の機会があれば，とにかく自分からその機会を求めて数をこなして，振り返って，を繰り返していってほしいと思います．

悪い話を伝えるときの「壁」

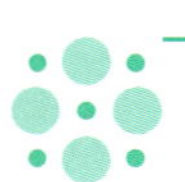

正しい情報を伝えることについて

SDMのElwynらの論文でも，病状などの問題について，正しい情報をきちんと伝えることが，患者さんの本当の意志を探っていくために重要であるということが述べられています．

一方で，患者さんに「知らされない権利」があることも，時に話題になります．1981年に世界医師会総会で採択された，「患者の権利宣言（リスボン宣言）」では，その「情報に関する権利」のところで，患者さんが自分自身のあらゆる医学的情報について十分な説明を受ける権利があるとしています．一方で，「例外的に」と但し書きをした上で，情報が患者さん自身の生命や健康に著しい危険をもたらす恐れがある場合は，その情報を伝えなくてもよいとし，また患者さん自身の意思によって情報を知らされない権利もある，と記載されています．

日本において，20年くらい前までは「本人にがんの病名を知らせるか，知らせないか」が大きな問題でした．そしてその告知は医療者が一方的，もしくは医療者と家族間で相談した上で決めていたので「知らされない権利」以前の問題ではありました．現在では，がんの治療選択が増えたことで，患者さんにきちんと病名を伝えて治療を選択する機会を与えるべきだろうという考えなどから，病名について「知らされない権利」を確認した上で，告知されることが一般的となってきました．しかし一方で，より厳しい話が必要となる緩和ケアの現場では，がんの病名告知のときと同じような問題に悩まされています．

Bad News Breaking

悪い情報を伝えるときの方法論として，「SPIKES」や「SHARE」といったコミュニケーションの手法が少しずつ広まってきています．

ここでは「SPIKES」について簡単にご紹介しましょう．

● S：Setting ― 適切な環境を設定する

まず，プライバシーに配慮した，安心して落ち着ける場所を準備します．信頼できる家族がいてくれることが好ましいですし，話の内容に応じて看護師や臨床心理士などのスタッフも同席するのが望ましい場合もあります．患者さんの精神的動揺や身体的症状が不安定で，落ち着いて面談することが難しい場合は，後日改めて面談の日時を設定する場合もあります．

● P：Perception ― 患者の認識を知る

患者さんが，自分の病状などについて，どのような説明をこれまで受けてきてどのように解釈しているのかを尋ねます．前医からの紹介状とは，認識が全く違うこともあるからです．その認識の内容によって，こちらが出す情報の内容を微調整することができます．

● I：Invitation ― どこまで知りたいかを把握する

先ほどお話しした「知らされない権利」に配慮した質問です．私は，これについてはBad News Breakingのたびに「今日の話を聞くか聞かないか」と尋ねるよりも，初診のときに，

「がんという病気を考えると，どうしても話の内容が『いい話』ばかりではなく，耳を塞ぎたくなるようなつらい話であったり，あまり聞きたくないような悪い話も含まれてきます．それは，今回に限らず今後もあり得ることです．人によっては，『そういう悪い話は自分では聞きたくないから，家族に聞いてもらってお任せでいいです』という方もいれば，『自分の体のことなので自分で知りたい』という方もいらっしゃい

ます．あなたはどのように考えますか？　ただ，私はこれからのことを考えると，あなたにきちんとお話を聞いて頂いて，一緒にいい方法を考えていきたいと思っています」

とお話ししています．

● K：Knowledge ― 診療情報を伝える

ここで重要なことは，話した内容をできる限り紙に書いて患者さんにお渡しすることです．悪い話をするときは，いくら配慮してお話ししても，患者さんが強いショックを受ければ，その後の話は半分も聞こえていません．また，そのような心理状態ではなくても，専門用語が入りがちな診療の説明は，頭に残らないことも多くあります．そのために，後から見直して少しでも思い出してもらえるよう，紙に書いて渡すというのは重要なことです．また，ここで全ての情報をありのままに話すべきではありません．情報を小出しにしてその反応をみる，また話して様子を伺う，というやりとりが必要です．時に，今後起こりうる全てのことを話したくなる感情に襲われるときがありますが，それはあとから「先生は，この治療にこの合併症が起きうることを説明しなかった」と言われないがため，患者さんのためというより自分の免責のために話したいと思っていないか，考えてみてください．そして，どんなときでも「もうできることはありません」と言うことは避けなければなりません[4]．

● E：Empathy & Exploration ― 共感と探索

情報を提供したら，患者さんがどう感じたかを探りながら，その思いに共感を示します．「驚かれたでしょうね」「つらいお気持ちでしょうね」などの言葉かけをして，患者さんが涙にくれているときや押し黙ってしまったときには，無理に声をかけず沈黙に耐える時間も必要です．

● S：Strategy & Summary ― 方針を提示する

話したことをまとめ，聞き忘れや理解が不足しているところがないか，もう一度確認します．その上で，今後の方向性を伝え，現実的なプランを患者さん・家族と検討します.

ここで，看護師と医師はパズルのように，役割を組み合わせて患者さんに対応することも大事です．医師はどうしても厳しい話をすることが多いですが，「患者さんがかわいそうだ」として伝えないとならないことを曖昧にして先送りにすると，後から患者さんがよりつらい思いをすることになります．その場合，医師が厳しい話をして看護師がフォローに入る，ということを事前に示し合わせておいてから面談に臨む，という方法も有効です．看護師は普段から，医師からの説明でつらい思いをした患者さんを事後的にケアする，ということはこれまでも行ってきたと思います．しかし，事前に役割分担ができていなければ，看護師は医師と患者さんの会話の内容を記録するのに一生懸命で，有効なケアのポイントを逃してしまう可能性があります．それを面談前に「私は今日，あえて厳しい話をするから，フォローよろしく」と示し合わせておくことで，面談に同席した看護師は，医師の一言一句にどのように患者さんや家族が反応したかを見ながら，ケアプランを組み立てられるメリットがあります．また，面談室では医師の傍ではなく，患者さん側に座るというテクニックもあります.

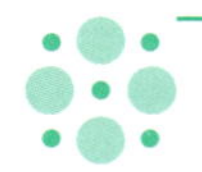

余命の告知はしたほうがいいのか

「知らされない権利」として悩ましい問題のひとつが「余命の告知」です．問題をイメージしやすいよう，ケーススタディーをもとに考えてみましょう.

【ケーススタディー】

A さんは 60 歳の男性．6 か月前に膵癌，肝転移と診断され，抗がん剤治療を受けましたが，あまり効果が得られず緩和ケア科に紹介となり通院中です．現在は多少食欲が落ちている程度であまり症状はなく，自宅で過ごせていますが，画像検査の結果やこれまでの進行のスピードから考えて，この方の余命は3か月程度，長くても6か月は難しいと主治医は予測していました．この方には妻と，30歳の息子さんがいますが，ある日「本人抜きで先生とお話がしたい」とご家族がいらっしゃいました．

妻「お忙しいところすみません．実は，主人のことなんですが，今のところはおかげさまで元気で過ごせているのですけど，その…あとどれくらいなんでしょう」

医師「どれくらい…というのは，余命のことですか？」

妻「そうです．あとどれくらい生きられるのかって…」

医師「正確にお伝えするのは難しいのですが…，ところでなぜ突然余命を知りたくなったのですか？」

妻「主人が最近，『孫が成長するのが一番の楽しみ』『あの子が小学生になるくらいまでは見られたらいいよな』とか言うんです」

息子「私の子供のことなんですけどね．まだ1歳ちょっとくらいなんですよ．小学生…というとまだ4年以上あるでしょう．本人は生きるつもりのようだけど，そんなに生きられるのかなって」

医師「4年…というのは一般的には難しいかと思います．長く見積もっても半年程度でしょうか…」

息子「やっぱり…．でも，そんなに短いんですね…．先生，本人に本当のことを伝えたほうがいいんですかね」

妻「私は反対なんです．せっかく，今は元気であんなに孫の成長を楽しみにして生きているのに，その希望をくじくことになるような気がして」

息子「でも，本当のことを教えてあげないと，親父が本当にしたかったこととか，後になってできなくなっても困るんじゃない？」

医師「本人は，そういったことについて何かお話ししていたことはありますか？　本当のことを知りたいとか，つらい話なら聞きたくないとか…」

息子「以前は，『自分のことは自分で聞いてきちんと決めたい』と言っていましたね」

妻「でも，そんなに短い余命のこととか，たとえ本当でも言わないほうが…」

［解説］

さて，みなさんならこのご家族にどう答えるでしょうか．

実際の余命はおそらく半年以下，でも患者さん本人は4年くらいは生きられると考えている（と周囲は思っている）．本当の余命を伝えなければ，せっかくの貴重な時間をダラダラと過ごさせることになるかもしれず，もしかしたら本当は死ぬ前にやりたかったことがあったかもしれないのに，それを成し遂げる前に具合が悪くなってしまい，悔いを残させるかもしれません．一方，本当のことを伝えたとしても，単に本人を精神的に苦しめるだけかもしれません．

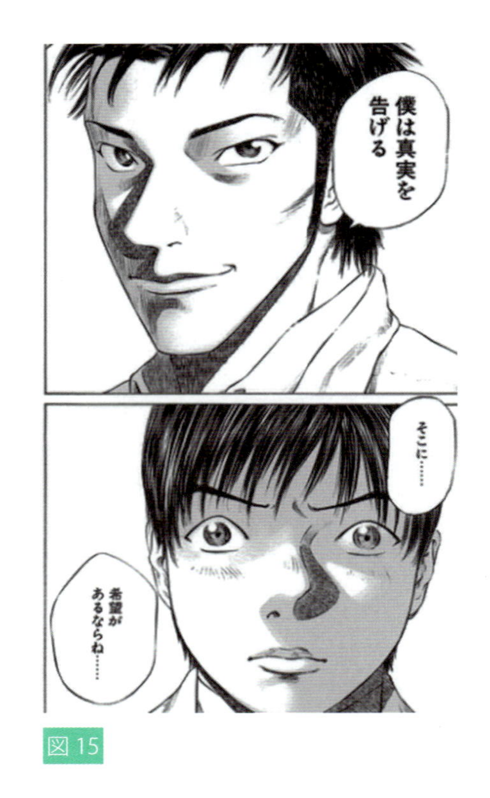

図15

「医療の呪縛」のところで参考にした『ブラックジャックによろしく』の「がん治療編」のところで，がん告知についての話題となったときに斉藤先生の指導医，庄司先生（腫瘍外科医）は，

「僕は真実を告げる．そこに，希望があるならね…」

と斉藤先生に話します（図15）．告知をすることで，きちんとした治療を受けられるなら，告げることによって何かが変わるなら，そのための情報は伝えたほうがいい，ということです．しかしその一方で，庄司先生はがんの厳しい現実や医療制度の矛盾などといったことは本人にも家族にも伝えません．

「君なら全部知りたいか…？　知った先にあるのは，絶望だけだぞ…」

と庄司先生は斉藤先生に話します．しかし，それに対し斉藤先生は，

「(告知をされなければ患者さんは) 自分の死に何の感情ももつことができません….悲しむことも絶望することも，死と向き合うことも…」
と庄司先生に語ります．このマンガの場面は「余命の告知」ではないので，今回のケースとは状況が異なりますが，庄司先生・斉藤先生それぞれに似たような意見を抱く医療者は多いのではないでしょうか．

さて，では「余命の告知」について，実際にはどのような研究がされているのでしょうか．海外の研究では，例えば，がん患者さんに対する調査で，「5年生存率」「平均の余命」「最大どれくらい生きられそうか」ということを80%以上の方が伝えてほしいと希望している[5]というものをはじめとして，余命についてきちんと話をしたほうがよい，というものが多く，緩和ケアの標準的教科書であるOxford Textbook of Palliative Medicineにも，患者さんの多くは余命について知りたがっている，と記載されています[6]．もちろん，本当に知りたいかどうか，という問いかけや，伝える際の時間の幅—例えば典型的には3か月から12か月程度，良いケースなら2年，悪ければ1か月ということもありうる，と幅をもたせて言う—といったコミュニケーションにおける配慮，また実際に話す時期の吟味や，告知後の精神的サポートなどと併せてのことではありますが，終末期の話し合いの一環の中で余命についても基本的にはお伝えしていきましょう，というスタンスのようです．

一方，日本ではどうでしょう．以前にも紹介した「Good Death」の研究[7]では，「どの程度生きられるかを知りたい」という希望は67〜68%，「死を考えず普通のように過ごしたい」という希望が85〜88%，「自分が死につつあることを知らずに死んでいきたい」は53%，「悪い情報は伝えられたくない」は42〜44%が希望しているとされています．この研究に付帯した報告では，余命や病状進行の告知について10〜20%が「希望しない」，40%は「詳細に教えてほしい」，そして50%は「患者さん側が尋ねたときだけ教えてほしい」「知りたいかどうかをまず尋ねてほしい」と考えていました[8]．また別の日本人のがん患者さんを対象とした研究でも，余命の告知を望む率は50%，望まない率は30%となっています[9]．つまり，余命の告知については人によってその希望にばらつきがあるということがわかります．

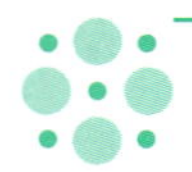

余命という数字に縛られる

私は個人的には「医療者から積極的に余命を伝えることは基本的にしない」という考えです．その理由としては，

- 緩和ケアの患者さんの予測される余命は一般的な感覚からはだいぶ短いことが多く，言われたときの衝撃が大きい
- 医師の余命の予測は当たらない場合も多い
- 日本人において余命を伝えることの良い点がはっきりしない

というところです．先のケースでも，患者さんの予想している余命は4年，でも現実は3か月程度となると，幅をもたせて「3か月から1年程度でしょうか」と言ったとしても，感覚としては「それしか無いんですか」となるのが普通ではないでしょうか．ましてや，緩和ケア科に紹介されてくる患者さんの中には，初診の時点で2〜3週の余命，という方もざらにいらっしゃいます．しかし巷ではご丁寧に「あなたはがんです．いまの体調では抗がん剤もできないので緩和ケア病棟にでも行ってください．余命はまあ1か月くらい」と前医で「告知」されてからご紹介されてくる患者さんもいらっしゃって，その方々の精神的な苦痛は我々の想像の及ぶところではありません．実際，日本での患者さんが受けた余命告知の方法に対して，約6割が「何らかの改善の余地がある」と評価しており，約5割は実際に余命告知を受けたことで「希望を失ったように感じた」と回答しています[10]．

また，余命の予測については，医師の経験だけでそういった数値を言い当てるのはかなり難しいと言わざるを得ず，実際に長めに見積もることが多いようです[11]．日本で行われた研究では，緩和ケアの専門家ですら，予後を長めに見積もるケースが多かったことが示されています[12]．そのため余命をより正確に測るためには，Palliative Prognostic Score（PaP score）やPalliative Prognostic Index（PPI），modified Prognosis in Palliative Care Study predictor models（PiPS models）などといった予後予測ツールを利用するほうが良いとされています．日本で行われた大規模研究（ProVal study）では，いずれのツールも69％以上の予測精度があり，採血データを必要としないPPIは病棟でも在宅でも使い勝手がよい一方，より正確性を期す場合は採血データを含むPaP scoreなどを用いるほうが良い，という結果が報告されました[13]．しかし，これらのツールを利用しても，月～年単位の余命を細かく，例えば「3か月か6か月か，はたまた1～2年か」というところを推定することには向いていません．

それでも，これらの予後予測ツールからの推定や，臨床試験や観察研究で報告された生存期間などをもとに，何とか予測される余命をお伝えしたとして，こんどは患者さんはその「数字」に縛られて苦しみます．宣告された時間よりも実際の余命が短ければ「こんなはずじゃなかった」と患者さんはおっしゃいますし，長ければ「死ぬはずの日が過ぎてしまって，これからどうして生きていけばいいかわかりません」とおっしゃる．いずれにしてもつらい思いをすることも多いのです．教科書的には「中央値」という概念をお伝えして，「中央値は同じ病気の方が50%亡くなるまでの時間，つまり残りの50%はこの時間よりも長く生きるということで，平均値とは違うんですよ．だから中央値は○か月，といっても実際にあなたにどれくらいの時間があるかは幅があるのです」と説明しましょう，とありますが，病気で身体的にも精神的にも弱っている患者さんに，この理屈を理解して数字に縛られないようにしましょう，と言っても，実際にどれくらいの方が「なるほど，よくわかりました」と納得して頂けるのでしょうか（説明の場では医者に気をつかってそう言ってくれるかもしれませんが）．

また，実際に余命の告知を受けて「本当のことを言ってくれて良かった」という方はどれくらいいるのでしょうか（海外では7割程度の方が「知ることができてよかった」と回答していると報告されていますが）．告知される前に（自分の中ではまだ4～5年は生きるぞ，と思っている段階で），「あなたは本当のことを知りたいですか」と聞けば，「聞いてみたい」という方が結構いるのはその通りでしょう．でも，実際にそれを聞いて自分の予測していた4～5年が，現実として3～6か月になったとき，「本当のことを知られて良かったです」という人が同じ程度いるものでしょうか．私には疑問です．Good Deathの研究にあるように，それを伝えたときから「死を考えず普通のように過ごしたい」「自分が死につつあることを知らずに死んでいきたい』という希望は，遠くなってしまう印象をもっています．

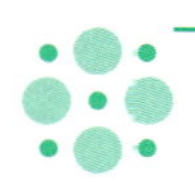

余命告知はがん告知と同じ問題か

海外では，様々な配慮を前提としてですが余命告知をすることが多い一方，日本ではまだ本人への告知への壁がある（だから家族にのみ話す），という現状は，「がん告知」の歴史を繰り返しているようにも見えます．そうであるとすれば，余命告知に関する日本の現状は過渡期に過ぎず，いずれ10年くらいすれば現在のがん告知と同様，日本全国どこでも，余命を告知していくことが一般的になるのでしょうか．

がん告知は，先にも述べたように「告知の先に希望がある」ということがわかってきたことから，日本においても広まっていった経緯があります．がんがあることは避けられない事実ですし，それを知らせることを意図的に避けることは患者さんにとって明らかな不利益を生む場合もあります．しかし，余命については幅のある曖昧なものですし，それを伝えたからといって，新たな「希望」が生まれるのでしょうか．そしてその状況は，今後10年で何か変わるようなものでしょうか．そう考えると，がん告知と余命告知は全く別の問題としてとらえたほうが良さそうです．

よく言われるような「余命を正確に告知しなければ，患者さんは死を受け入れて準備をすることができない」という言説にも疑問です．無駄に期待をもたせたり，医療者側の「死を避けたい」という無意識の感情から，楽観的に振る舞ったり，死の話題を意図的に避けて後回しにするようなことは慎む必要がありますが，余命を告知されなくても，死に向かって生きることはできないでしょうか？「いつかはわからないけれども，（それほど遠くない）将来に，死がある」「いずれは病気が進行して，自由に動けなくなるときがくる」ということを伝え，その上で患者さんが何を大切にして，何を支えに生きているのか，生きていきたいのか，ということを話し合っていくことだけではだめでしょうか．1日1日，前の日と同じように今日があり，そして明日もきっとありますよ，ということを信じてもらいながら生きていくことは偽りの希望の中にある毎日なのでしょうか.「何かやり残したこと」があるなら，「今」やりましょう．1年後にすることもできるかもしれませんが，元気な今のうちにしたほうがいいですよ．娘さんの結婚式がある？　いいですね，先のことなのでそのときの体調次第ですが，元気な今のうちに写真だけでも前撮りしておきませんか.「今，今」なんです，とお伝えしていくことは，その人の人生に悔いを残すことでしょうか．もちろん，「今これから35年ローンを組んで家を新築したい」とかのご希望があれば，「35年は…」とお止めすることもあるかもしれませんが．そういった「今」が大事ということを伝えると同時に，もし今後体が弱って動けなくなったら，どこでどんな風に過ごしたいか，とか，もし今後体調が悪くなってもこれだけはしてほしくない，といったことはありますか，ということを話し合っていくことが大切なのではないかと思います.

私が本人に余命をお伝えするとしたら，それは本人から「知りたい」と希望があったときです．当たり前ですがそのときでも「じゃあお伝えします．3か月です」とは言いません．そのような断定的な言い方をされることが，もっともつらい経験になるといった報告もあります[4)]．まず，「なぜいま余命を知りたいのですか」から始まり，その心の動きの背景をじっくりと聞きます.

特に理由はないけど，なんとなく不安になって聞いてみた，という場合には「余命を予測することは難しくて正確なことはわからないんです」「医師が例えば1年，と言っても3年生きる方もいますし，半年で亡くなる方もいます」などと言って答えを保留にする場合もあります.

何か目標とする期日や知らないと困るような事情（例えば結婚式や入学式，仕事の引継ぎなど）がある場合は，それまでは大丈夫か，難しいか，という点を軸にお話しします.

特に目標となる期日がなく，「色々と準備もあるから知っておきたい」という類で，それでもどうしてもという場合（本人が理由を言いたくない場合もあります）は，まず「あなたは自分でどれくらいだとか考えたことはありますか」と聞いて，その答えに応じてその後の話し方を変えます．患者さんの考える余命と，医療者の考える余命がそんなに大差なければ「そうですね，それくらいかもしれません．ただし正確なところは幅があってわかりません」という答えになりますし，逆に大きな差がある場合（こちらがほとんど）は，「それくらい生きられる可能性もありますが，これまでの経過から考えると少し難しいかもしれません」といった言葉を，ゆっくり，多少の重みを込めて伝えます．ここでは，「あなたが思っているよりも結構短いですよ」ということが伝わればよいので，そのときの反応に応じて，それ以上の言葉を重ねない場合もありますし，具体的な数字を，月～年単位での幅をもたせた上で伝えることになる場合もあります．その場合に，ケアは継続する，患者さんそれぞれが目標とするところを目指すため医療者として最善をつくす，決して見捨てない，ということを約束することが，不安や満足度などの改善に有効という研究もあります[14)]．そして告知の後には，病棟や緩和チームの看護師や臨床心理士に，「医師と話をしてみてどうだったか」という点からケアをお願いする場合もあります．

いずれにしても，余命の告知は「当たった」「外れた」のゲームではありませんから，もし告知をする場合でも，医療チームでよくよく考え，環境やその後のケアの体勢を整えた上で患者さんとお話ししてほしいと思います．

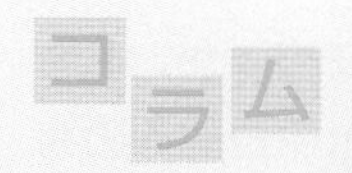

「まずは余命告知そのものについて話題にあげる」アプローチ

このテーマで色々と考えていたとき，他の医療者や一般の方にも「あなたなら余命の告知はしてほしい（するべき）と思いますか」という問いかけを色々なところで行いました．してほしい，してほしくない，それぞれに様々な意見を頂きましたが，その中で「今まさに重篤な疾患で根治不能，という状況ではこういった話をしていくことは難しい．もっと前（病気になる前）に，こういったことをお話しできれば」というご意見がありました．つまりは緩和ケア専門サービスに紹介される前，がんなどと診断される前のAdvance Care Planning（ACP，p.10参照）の一環として余命についてどう教えてほしいか，ということも話し合っておくということです．このことからも，ACPは私たち緩和ケア医療者だけが実施していくものではなく，例えば家庭医療の先生方に積極的に取り組んでいただくことが大切だと心から思います．

また，その他のアプローチとしては，緩和ケア医療者が行うACPの一環として，他のご希望についての話し合いをしていく中で，「余命」についても触れ，

　「余命については，知りたい方も知りたくない方もいらっしゃいます．また，『知りたい』という方でも，お伝えした後に，知ることができてよかった，という方もいらっしゃいますし，知らないほうがよかった，という方もいらっしゃいます．また，余命は正確にわかるものではなく，これまでの統計や医師の判断からの推定になるので，曖昧なものです．それでも，一度知ってしまったらそれを知らなかったことにすることはできません．今日この場で，知りたいか知りたくないかの結論を出すことはないので，よく考えてみてください．それでもやっぱり知りたい，という場合は，またこのお話をしましょう」

と伝えて，日を改めるといったやり方もあるかもしれません．これも，

頂いたご意見をもとに，少しアレンジを加えたアプローチですが，患者さんの自己決定権を尊重するという意味では，「まずは余命告知そのものについて話題にあげる」「その上で適切な伝え方を国内外の研究も参考にして考える」といった方法が，私が本文にあげたようなアプローチよりも適切かもしれません．

それでもあえて本文をそのまま残したのは，あまりに安易に（乱暴な）余命告知がなされるようになってきている現状への警鐘からです．余命の告知はかなり高いコミュニケーションスキルが要求されます．そのために，医療者のコミュニケーションスキル向上の研修，というのももちろん重要です．ただ，伝え方についての教科書的なテクニックだけを重視していてもうまくいきません．それはあくまでも他人のコピーであり，それをいかに理解し咀嚼し「自分の言葉（スタイル）」に落とし込めるか，ということが重要です．この労力を惜しむようでは「余命3か月です」が「余命は3か月から2年と幅があります．できることをやっていきましょう」と言葉を増やしただけで「コミュニケーションスキルが向上した」と勘違いしかねません．余命を「伝えるか」「伝えないか」ということよりも，国内外の研究内容を参考にしつつも「どのように自分の言葉で伝えられるか」を考えていくことが最も重要だと思います．

■文献

1) http://www.healthliteracy.jp/comm/post_24.html
2) Elwyn G, et al. Shared decision making: a model for clinical practice. J Gen Intern Med. 2012; 27: 1361-7.
3) Elwyn G, et al. Shared decision making: a model for clinical practice. J Gen Intern Med. 2012; 27: 1361-7.
4) Morita T, et al. Communication about the ending of anticancer treatment and transition to palliative care. Ann Oncol. 2004; 15: 1551-7.
5) Hagerty RG, et al. Cancer patient preferences for communication of prognosis in the metastatic setting. J Clin Oncol. 2004; 22: 1721-30.
6) Cherny NI, editors. Oxford Textbook of Palliative Medicine. 5th Edition. Oxford University Press; 2015. p.72.
7) Miyashita M, et al. Good death in cancer care: a nationwide quantitative study. Ann Oncol. 2007; 18: 1090-7.
8) Sanjo M, et al. Preferences regarding end-of-life cancer care and associations with good-death concepts: a population-based survey in Japan. Ann Oncol. 2007; 18: 1539-47.
9) Fujimori M, et al. Preferences of cancer patients regarding the disclosure of bad news. Psychooncology. 2007; 16: 573-81.
10) Yoshida S, et al. Experience with prognostic disclosure of families of Japanese patients with cancer. J Pain Symptom Manage. 2011; 41: 594-603.
11) Glare P, et al. A systematic review of physicians' survival predictions in terminally ill cancer patients. BMJ. 2003; 327: 195-8.
12) Amano K, et al. The Accuracy of Physicians' Clinical Predictions of Survival in Patients With Advanced Cancer. J Pain Symptom Manage. 2015; 50: 139-96. el.
13) Baba M, et al. Survival prediction for advanced cancer patients in the real world: A comparison of the Palliative Prognostic Score, Delirium-Palliative Prognostic Score, Palliative Prognostic Index and modified Prognosis in Palliative Care Study predictor model. Eur J Cancer. 2015 [Epub ahead of print]
14) van Vliet LM, et al. Explicit prognostic information and reassurance about nonabandonment when entering palliative breast cancer care: findings from a scripted videovignette study. J Clin Oncol. 2013; 31: 3242-9.

Chapter 06

6章 早期からの緩和ケアの「壁」

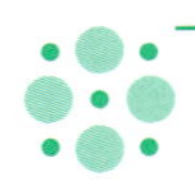

早期からの緩和ケアとは

「早期からの緩和ケア」という言葉が，がんの領域を中心に日本でも広まってきています．一般的に，緩和ケアに紹介される時期が遅すぎるということは，これまでの研究でも臨床的にも言われていたことで，世界保健機関（WHO）の緩和ケアの定義を示した文章（2002 年）にも「生命を脅かす疾患による問題に直面している患者とその家族に対して，痛みやその他の身体的問題，心理社会的問題，スピリチュアルな問題を早期に発見し，的確なアセスメントと対処を行うことによって，苦しみを予防し，和らげることで，QOL を改善するアプローチ」と，「早期」「予防」の文言が入っています．

しかし，「早期からの緩和ケア」を世界中にもっとも印象付けたのは，何といっても 2010 年の米国臨床腫瘍学会（ASCO）で発表され，同年の New England Journal of Medicine に掲載された，Temel らの無作為化比較試験ではないでしょうか[1)]．

この試験を簡単におさらいしておきますと，転移のある非小細胞性肺癌と新規に診断された患者さん 151 名を，標準治療群（患者本人や家族，腫瘍内科医の要望があったときに緩和ケアチームが関わる）と早期緩和ケア群（診断後早期から緩和チームが関わり，その後も定期的にケアを受ける）にランダムに振り分け，その後の QOL や不安・抑うつ，生存期間を調査する，という試験です．そして結果としては，QOL や抑うつの改善だけではなく生存期間も延長を示したということで大きな注目を集めました（図 16）．ここでの生存期間は主要評価項目ではなく副次評価項目なので，この論文だけで確かなことは言えませんが，「適切な緩和ケアを積極的に行っていくことは，患者さんの生命予後を改善するかもしれない！」という大きなインパクトを世界に与えたのは事実です．

「早期からの緩和ケア」で，どういった介入がされたかについては，医療者と患者さん・家族との関係構築，病状や進行度の正確な理解の支援，そして症状緩和，コーピング（ストレス対処），などが重要視されていたとされています[2)]．病状・進行度の理解については，この試験の患者さんたちは，

JCOPY 498-05716

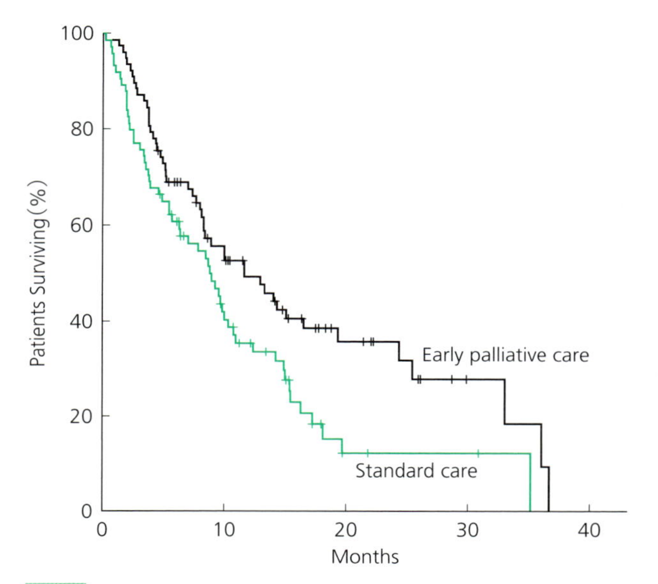

図16 早期からの緩和ケアで寿命が延長
(Temel JS, et al. N Engl J Med. 2010; 363: 733-42)[1]

腫瘍内科医から「あなたのがんは全身に転移しており，抗がん剤でそれを全部消し去って治してしまうことは難しい．治療の主な目的は延命です」といったことを説明されているにも関わらず，その約30%の方が「自分は治る」と思っており，約70%の方が「抗がん剤の目的は体からがんを取り除くためだ」と考えていました[3]．しかし「早期からの緩和ケア」を行っていくことで，患者さんが自らの病状理解を正確に行えるようになり，治療のゴール設定や意思決定をサポートしていくことで結果的に患者さんの亡くなるギリギリまで点滴での抗がん剤を続けるケースが減り（内服抗がん剤は両群同等ですが），早めにホスピスケアのサービスを受けられるようになったことなどでQOLの改善につながったのではないかと考えられています[4]．

早期からの緩和ケアは，その後も世界中でその効果が検証されており，例えばカナダで行われた多施設共同無作為化比較試験では，主要評価項目である3か月後のQOLこそ差が無かったものの，4か月後のQOLでは改善を認めており，やはり有望な介入だろうということが示されています[5]．また，

「早期からの緩和ケア」に関する研究は始まったばかりで，結果についてもバラつきがある面もあります．今後も，がんの種類や介入方法などを変えて多くの結果が出てくることが予測され，それらの結果が統合されていくことで，より信頼性の高いケアの方法が示されてくると思われます．

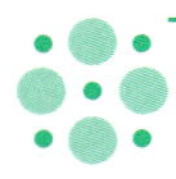

日本における「早期からの緩和ケア」

一方，日本でも 2006 年に「がん対策基本法」が成立し，それに基づいた 2007 年の「がん対策基本計画」の中で「がん患者及びその家族が可能な限り，質の高い療養生活を送れるようにするため，治療の初期段階から緩和ケアの実施を推進していくこと」が掲げられました．しかし，その後に行われた，緩和ケア病棟に入院した患者さん・家族 661 名に対する多施設共同アンケート調査では，半分の家族（47%）が，専門的緩和ケアサービスへの紹介が「遅い」と回答し，患者さん本人がコメントできた 228 名でもその半数（44%）が「遅い」と回答するという結果でした[6]．この研究時から現在まで 6〜7 年の歳月が流れ，その間に Temel らの研究発表もあったので，現在では当時と比べ状況が改善されている可能性はありますが，現場の感覚としては，早期から緩和ケアが適切に提供されているようにはあまり見えません．実際に，私が緩和ケアチームとして回っていたときでも，院内に「緩和チームがいますよ」のポスターを貼り，各科のカンファレンスに出席して対象となりそうな患者さんを早めに見つけようとしたり，早期から苦痛についてのスクリーニングをかけてつらさがある人を見つけては介入を入れたりしていましたが，それでも患者さんから「こんないいケアがあるんだったら，もっと早くに来てもらいたかった」と涙ながらに言われたことも一度や二度ではありません．そこにはやはり様々な「壁」がありそうです．

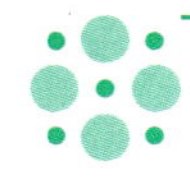

「早期からの緩和ケア」を阻む壁

現在ASCOもその声明[7]で，全てのがん種に対して「早期からの緩和ケア」を行っていくことを勧めていますが，実際問題としてすべての国や地域で専門的緩和ケアサービスを普及していくには様々な壁があります．

「壁」のひとつとしてよくあげられるのが，人的資源の問題です．例えば，アメリカにおいて，2008年の時点で緩和ケア医として登録されている医師は4400名いますが，需要を満たすためにはあと6000〜18000人の緩和ケア医が必要，という報告もあります[8]．アメリカと日本では緩和ケアに関する制度なども異なるので一概に比較はできませんが，日本においても，求められているニーズに対し専門的緩和ケアサービスを担う人材が充足しているとは言い難いのが現状かと思います．

しかし，そう簡単に緩和ケア医を増やすことができるかと言えば難しいでしょう．緩和ケアだけではなく他の分野も医師不足が指摘されている中で，自分たちの分野にばかり医師を早急に増やそう，というのは無理な考えです．加えて，緩和ケアが扱う領域は，WHOの定義そのままに「生命を脅かす疾患による問題に直面している患者とその家族」つまりがんだけではなく非がんにも広げていこうという動きも強く，緩和ケアのニーズはどんどん広がっています．

では，どうすればいいか？　という問いに対して，ひとつの答えとして「全ての患者さんを専門的緩和ケアサービスで診るのはそもそも不可能なのだから，もっと対象を絞るべきだ」というBlockらの意見があります[9]．実際これまでの研究では，どんな患者さんに，いつから介入していけばいいのか，例えば診断時からなのか？　症状が出てからでいいのか？　ということはまだ具体的に明らかになっているとはいえません．Temelらの論文では診断時からの介入ですが，診断時からの介入と診断後3か月経ってからの看護師による介入の無作為化比較試験（ENABLEIII）では，QOLや症状の改善に差がなかったという結果も報告されています[10]．医療経済的観点でみても，緩和ケアが介入することで医療コストが下がるというデータはありますが，だからといって全ての患者さんに診断時から介入するというのは費用対効果の面でも疑問でしょう[11]．

それであれば，専門的緩和ケアは，教育・研究・そして複雑で難しいケースへの直接対応のみを行うべきで，腫瘍内科医やプライマリケア医，また循環器医や腎臓内科医など，終末期の患者さんを診療する可能性のある医師たちにも，コミュニケーションスキルを中心とした基本的緩和ケアの教育を行ったり，様々な診療ツール（日本でいえば緩和ケアのガイドラインや各種教科書など）を利用してもらうことで，拡大するニーズに対応していこう，というのがBlockらの意見です．

この意見は，一見理にかなっていますし，もちろん腫瘍内科やプライマリケアの先生方などに緩和ケアの大きな役割を担っていただく必要があるのは確かなのですが，個人的には「対象を絞る」という部分については賛成できないものもあります．その理由はあとでまとめて解説します．

また，医師が足りないのであれば，看護師が中心になって「早期からの緩和ケア」を実施すればいいのではないか，という考えもあるかもしれませんが，こちらについては看護師主導のケアについての比較試験（ENABLEII）の結果で，QOLや抑うつの改善効果を示したものの，症状や救急受診といった点では差が無く，全体として微妙な結果となっており，やはり，チームで介入することのほうが良い結果を生むのではないかということが示唆されています[12]．

コラム　ENABLEIII：家族への介入について

本文中に出てくるENABLEIII試験ですが，これは患者さんに対する効果としてはあまり良い結果が得られなかったものの，家族介護者に対する介入では，より早期から介入したほうがQOLが向上し，抑うつやストレスが軽減されるという結果が示されています．家族は時に患者さん以上に苦痛を感じ，患者さん以上にケアを行わなければならない場合もありますので，こういったエビデンスを知っておくことも重要かと思います[13]．

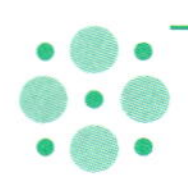

スクリーニングについてのエビデンスと実際

がんの診断時から，全ての患者さんに専門的緩和ケアサービスを入れることが難しいのであれば，緩和ケアを必要としている人とそうでもない人を振り分けて，よりニーズが高い集団に介入することで効率を上げよう，とする取り組みが「スクリーニング」です．

これは，2014 年からがん診療連携拠点病院の更新要件にも指定されたため，多くの病院で取り組みが開始されていることでしょう．例えば日本で用いられているものとしては，聖隷三方原病院で使用されてきた「生活のしやすさに関する質問票」があります．この質問票は 2015 年現在，緩和ケアのための医師の継続教育プログラムである PEACE project の資料ページからダウンロードすることが可能となっています（http://www.jspm-peace.jp/support/pdfdownload.php）．この質問票のように，スクリーニングでは，からだや気持ちの症状のつらさや，専門チームへの介入希望を伺う質問が並び，それぞれについて患者さんに回答していただき，その内容を医療者側がチェックして，担当看護師や主治医で対応したり，必要に応じて専門チームの介入につなげていくという流れとなります．

しかし，一見良さそうに見えるこのスクリーニングですが，実際にどのくらい効果があるのかというのは実はわかっていません．イギリスで行われた比較試験では，放射線治療・化学療法を始めた 220 名の患者さんを対象に，スクリーニングを受ける群，受けない群に振り分けて QOL や不安などの違いを検討したが，明らかな差がなかったことが報告されています[14]．また，他の研究ではスクリーニングそのものに意味があるのではなく，そのあときちんとした対応（例えば精神科や栄養，就労の専門家など）につなげていくことで苦痛の緩和につながるかもしれないということも示されています[15]．

少なくとも，緩和ケアのスクリーニングをしたからといって，それだけで「早期からの緩和ケア」がすぐ適切に実施でき，苦痛の緩和につながるようになるとは言えないことがわかります．

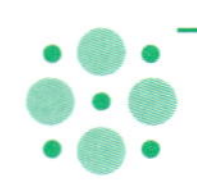

壁を作っているのは誰か

そもそも，早期からの緩和ケアを実践していく上での一番大きな壁は何なのでしょうか．よーく考えてみてくださいよ．本当の壁はあなたの「心の中」にあるんじゃないですか？

考えてみてください．日本にある診療科の中で，患者さんの受け入れを制限している科というのがそもそもどのくらいあるでしょうか？　初診の予約を取るまでの期間が 2 か月待ち，という科がどのくらいあるでしょうか．もちろんこれも，マンパワーや病院システム，紹介する側の問題，といった点があるのは事実ですが，少なくとも緩和ケア医療者側がそのような現状を「仕方ない」として現状を異常と思わないようでは問題は大きくなるばかりです．

その結果，患者さんや家族にとって緩和ケアは「敷居が高い」「(患者さんにとって）自分には関係ない」というイメージを抱かせやすくなってしまっていないでしょうか．院内に「緩和ケア，早期から受けようね」とポスターを貼っても，抗がん剤治療中であれば多くの緩和ケア施設では「治療が終了したらまたご連絡ください」と未だになりますよね．緩和ケアの初診が受けられるまで 2 か月待ち，といった現状では言行不一致で信頼を失うばかりなのです．日本において緩和ケアの専門家に行われた調査で，緩和ケアを提供していく上での障害のひとつとして「一般の方々が緩和ケアに対する誤解がある」といった点があげられていますが，患者さんの中にはまだまだ「モルヒネは最後に使う薬」とか「緩和ケアは欲しくても手に入れられないもの」と表現される方もいらっしゃり，緩和ケアサービスと患者さんとの間に，かなりの距離を感じてしまいます[16)]．本当は，患者さんのすぐ身近にあるべき緩和ケアが，この国においてもっともアクセスが悪く，利用が難しい診療科といって過言ではないでしょう．

そもそも患者さんが緩和ケアを受けたい，と思う時ってどんなときでしょうか？　カゼを引いたらまちの診療所で漢方もらおう，がんがあれば外科にいって切ってもらおう，うつになったら精神科にかかって精神療法を受けよう，その延長に緩和ケアはあるでしょうか？

痛みがあれば？

気持ちがつらければ？

そんなときに「そうだ今こそ私には緩和ケアが必要なんだ！」と思うものでしょうか．治療医が「あなたにはもうできることはありません．緩和ケアにでも行きなさい」というからしぶしぶ，という患者さんがほとんどではないでしょうか．身体・精神が弱った状態で，あなたの治療はもうありませんという衝撃を受け，さらに緩和ケアに行ってください，で新しい人間関係を一から作るのがどれほど苦痛か．医療制度上やむを得ない部分があるにしても，その苦痛を察して少しでも和らげられる働きかけをこちらからすべきではないでしょうか．

今の日本全国での緩和ケアのスタイルは「待ち」の一手，というところがまだまだ多いでしょう（緩和ケアに限らないかもしれませんが）．紹介されるかコンサルトされる，それまではひたすら自分のテリトリーの中で待っていれば，患者さんが来てくれます．でも，Temelらの「早期からの緩和ケア」の介入プロセスをもう一度考えてみてください．その姿勢は基本的には「待ち」ではなく「見つけに行く」行動スタイルなのです．「待つ」行動に慣れきってしまっている医療者に，本当に「早期からの緩和ケア」ができるのか，疑問です．早期からの緩和ケアを実践するのに「壁」があると感じるのは，自分たちで「壁」をつくって，その中に閉じこもっているからではないかと私には思えます．

2013年のヨーロッパ緩和ケア学会（European Association for Palliative Care: EAPC）は，「苦痛を緩和することと緩和ケアを人権として認める」ことを宣言した「プラハ憲章」が採択された大会でしたが，その大会中の仏・ジョセフ大教授のSchaerer氏による講演の中で，

1）緩和ケアが，専門領域に位置付けられたことによって，日常診療のなかに浸透し難くなっていないか？

2）緩和ケアが国家的政策や公的な組織に取り入れられることによって，死にゆく人を選別（収容隔離）したり，地域社会のなかでの死や死にゆく

意味を問う作業を放棄したりしていないか？

という懸念が提示されたとのことですが[17]，日本の現状を批判されているようで，身につまされる思いです．それは自分も少なからず，その「壁」の中にいるだろうことを自覚しているからですが．

緩和ケアはこのままではいつまでたっても市民権を得られないかもしれないということを危惧しています．イメージアップや普及事業をしたとしても，「緩和ケアをやる奴ら」はいつだって死の影を，患者さんたちにイメージさせます．

私は，一般床から緩和ケア病棟に移行するときも，「緩和ケア病棟（ホスピス）に行きましょう」ではなく，「私たちの専門病棟」とか「療養のための専門病棟」といった言い方をしますし，抗がん剤治療を中止して緩和ケアに専念するときでも「症状を和らげ，体力を温存する治療」，となるべく「緩和ケア」という言葉を出さないようにしています．しかしそれでも緩和ケアチーム（当院での名称は『サポートチーム』）で回診していたとき，ある患者さんから，

「今日死ぬか，明日死ぬか，と毎日確認に来られているようで嫌だ」

と言われたこともあります．それは，緩和ケアの名前をサポーティブケアとか，もっと耳障りのよい言葉に変えたり，なるべく口に出さないようにすれば済む問題ではないのかもしれません．そのように「口に出さないようにする」私自身の中に，既に「壁」がある，と考えたほうがいいのかもしれません．

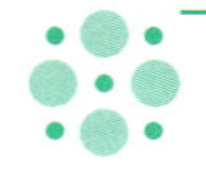

緩和ケアチームはひとつのカギだが…

がん拠点病院の要件として設置が定められている「緩和ケアチーム」は，確かに早期からの緩和ケアの「壁」を乗り越えるためのひとつの「カギ」ではあります．Temel らの論文でも，実際に介入したのは緩和ケアチームになりますし，先にご紹介した Morita らの論文でも，緩和ケアチームが介入し

た群では，緩和ケアへの紹介が「遅い」と感じる患者さんや家族が少ないと回答したと報告されています[6]．ただ，日本において，緩和ケアチームが有効に「早期からの緩和ケア」を実行していくにも様々な「壁」があります．病院によって，チームのまとまりに欠けたり，活動性が低いといった問題点があり，施設間に格差があるという話は時々耳にすることです．そういった，チームメンバーそれぞれの力量や資質，モチベーションの問題や，チームビルディングの課題を考えていくことも大切ですが，今回はこういった課題ではなく，「早期からの緩和ケア」の視点から，緩和ケアチームの活動内容について考えてみたいと思います．

緩和ケアチームの活動スタイルには，施設によって大きな差があると思います．その大きな差のひとつが「緩和ケアチームが処方権をもっているか否か」という点です．緩和医療学会が発行している『緩和ケアチーム活動の手引き　第2版』にも引用されている，「緩和ケアチームの活動にはエチケットが必要だ」と述べるMeierらの論文があります[18]．この論文はアメリカの緩和ケアチームの医師たちにインタビューした結果をまとめたものですが，ここでは「主治医から特別な依頼が無い限り，チームの医師は直接に患者さんの治療をすることを避けるべきである」ことが書かれています．緩和ケアチーム（コンサルタント）の役割は「コンサルテーション」であり，チームにとっては依頼してきた主治医（コンサルティー）こそが主たる顧客です．つまり，主治医が困って相談をしてきたことに対して，適切な「推奨」とそれを実行するための細かい手順や選択肢を提示するところまでがチームの仕事で，その推奨や選択肢を実際に選ぶか選ばないかは，コンサルティー次第．そのコンサルティーを飛び越えて，コンサルタントが処方権をもって直接コンサルティーの顧客（患者さん）の治療に手を出す，というのは「マナー違反」ということです．

しかし，私は緩和ケアチームが処方権を担ったほうがいいと考えています．もちろん，Meierの論文でも，全てのケースでコンサルトに徹しろ，ということではなく，それぞれのケースや施設によって，直接治療をすることが求められることはあると思う，と書かれています．私も，同様に全てのケースで直接治療すべきだとまでは考えていません．緩和ケアに興味があったり，自分の患者さんのことは自分で全て管理したい，と考えている主治医の場合はコンサルトに徹するのはよいと私も思っています．ただそれは，Meierの論文では「基本的には直接治療すべきではないけど，場合によってはそういうのもOK」というスタンスで，私は「基本的には直接治療すべきだけど，場合によってはそうでないのもOK」という方向性の違いということです．

緩和ケアチームが直接治療することのメリットは，何よりも「迅速に症状緩和が図れること」です．「推奨」を出す方法だと，①主治医が依頼を出す→②チームが診察に行く→③チームから主治医に推奨内容を伝える→④主治医が病棟に行く→⑤指示が出る，という流れになると思います．ここで，③→④のところは，実際には何時間のタイムラグがあるか，は読めません．患者さんにしてみれば「痛みがあるので緩和してほしい」というニーズがあって，ようやくそれに対応してくれる医師が来てくれたと思ったのに，その後何時間たっても薬が届かないとしたら「あいつらは何をしているんだ？」と思うのではないでしょうか．実際に，コンサルテーション型のチームがある病院から転院してきた患者さんから「緩和ケアチーム？　前の病院でも来てたけど，あいつらは病室に大勢で来て，なんだかペラペラお話をして，結局何もしてくれないんだ．だからこの病院でも緩和ケアチームなんて来てくれなくていいよ」と言われたことも一度ではありません．

私なら，1分1秒でも早く，患者さんの苦痛を取ってあげたい，と思うので，主治医が再度病棟に登場するタイミングを待っていられません．かと言って，チーム医師から主治医に電話して「今すぐ病棟に来て薬を出してください」と要求するのも感じが悪いでしょう？　それなら，電話をしたときに「先生（主治医）がお忙しいなら，私のほうで薬も出しておきますよ？」と伝えるほうが，よほどお互いにとってメリットが大きいと私は思います．その苦痛緩和という部分は分担してチームが手伝うことで，主治医の仕事が楽になるという体験を提供することで，次からも早期から依頼してもらえる可能性は高くなると思います．推奨を出すだけでは，主治医は精神的には楽になるかもしれませんが，仕事量はむしろ増え，使い慣れない薬を自分で処方することへのプレッシャーも感じるかもしれません．

また，使い慣れない薬という点では，単に「オキシコドン 5mg を 1 日 2 回で始めて，副作用対策は〜で，レスキューは〜で…」くらいの推奨であれば問題はないでしょうが，緩和が難しい症状で，例えば「ノリトレンかプレガバリン，それが効果なければケタミンの使用はいかがでしょうか」と伝えて「いや，そんなほとんど使ったことないというか聞いたこともない薬の名前を言われてもね…」となるのではないでしょうか．緩和ケアでは，毎日症状や薬の効果を評価して，症例によっては毎日のように処方を変更したり微調整する必要がある場合もあります．そんなときに，全て「推奨」で対処しても，主治医側は毎日出てくる新しい薬の名前や投与方法に躊躇し，結果的に患者さんの苦痛緩和が遅れる可能性は高いと思います．

もちろん，その上で主治医を立てる必要はあります．直接治療をする，といっても「どこまでが緩和ケアチームが担うべき範囲か」という点は明確にしておくべきです．例えば，当院であればメインの点滴オーダーや，抗生剤，検査，病状説明などについては，緩和ケアチームが直接関与することを原則禁止しています．それらは，主治医が全体の方針に応じてすべきことであり，私たちチームがそれを邪魔すべきではないからです．「私たちは主治医の○○先生から依頼されて来た，つらい症状とか心の悩みを相談してもらうチームなんですよ」と，患者さんにも自分たちの役割と，あくまでも主治医がメインであることを説明しています．病状説明を求められても「どういったことが不安か」「なぜそれを聞きたいと思っているのか」などを聞き出して，「でも，詳しい病状についてはやはり主治医の○○先生に説明していただくのがよいと思いますよ．私から，○○先生にお伝えしておきましょうか」と患者さんの思いを代弁する役割にとどめています．主治医には決してご迷惑をかけないよう発言，処方内容に気を使うことも大切です．主治医の方針に反する選択肢を主治医の許可なく勝手に患者さんや家族に提示すべきではありませんし，副作用が強く出る可能性がある治療法を勝手に押し進めることも避けるべきです．そのあたりのバランス感覚や謙虚さを失い，単に「患者さんのため」を押し進めすぎると，「緩和ケアチームに頼むと邪魔される，面倒くさい」と依頼されないコンサルタントになり，結果的に患者さんの苦痛が緩和されない事態を招きえるので注意は必要です．

もし，あなたの施設で，今は緩和ケアチームに処方権がないとしても，それは政治的に少しずつ自分たちを利用してもらえるというアプローチをしていってほしいと思います．主治医の先生を立てながら，その場その場で必ず成果を出し，副作用を出さない，ということを主治医や患者さんに体験してもらう．それを繰り返すことで，院内での緩和ケアチームの役割を拡大していける可能性はあると思います．

そして緩和ケア外来窓口をもつ，ということも検討すべきことです．今はまだ，外来患者さんを受け入れる緩和ケア外来（緩和ケア病棟入院判定のための外来ではなく）を設置していない病院もあると思いますが，院内外の医師が，気軽に緩和ケアを紹介できる環境を整えることは，緩和ケアへのアクセスを向上させる上でも，患者さんの終末期医療の質を向上させる上でも重要なことです[19]．当院では，この緩和ケア外来を開設していることで，抗がん剤治療中の患者さんでも，外科や腫瘍内科医と協力して症状緩和や精神的ケアを行っていくことができます．場合によっては夜間や休日の救急外来でも，がんによる苦痛に苦しむ初診患者さんが救急搬送されてくることもありますので，そういった患者さんを緊急に受け入れるためのAPCU（Acute Palliative Care Unit）も整備しています．

そして，これらのリソースを有効に生かすツールが，先に述べた「スクリーニング」です．スクリーニングを，外来や入院で積極的に実施し，なんらかの症状や相談がある患者さんに対しては，とりあえず緩和ケアチームでお話を伺いに行く．いわば，緩和ケアチームの押し売り訪問のようなものです．まあ，実際に伺ってみたら，継続的にフォローするほどの悩みや症状ではないことも多々ありますが，それだけでも患者さんの悩みが解決することもあります．また，患者さんのところに訪問してお話しした内容について，主治医にお手紙を出すことで，今後の対応をお願いできる場合もあります．

スクリーニング自体は，入院時には必ず，また看護師が必要と思ったときには再度患者さんに書いてもらうこともできるので，これまで主治医を介さなければアクセスできなかった緩和ケアチームが，患者さんの意思や看護師のアセスメントで介入する道を開いていることも，スクリーニングの大きな役割になっています（もちろん，院内の各診療科にはこのシステムについて事前に周知していますし，スクリーニング陽性になった場合はそのつど，主治医に訪問したことを伝えていますが）．

スクリーニングを利用して，多くの患者さんの（隠れた）ニーズをとらえるきっかけにし，緩和ケア外来で早期から介入でき，救急にも対応できる環境を整備し，がん治療医の先生方とコミュニケーションをとりながら緩和ケアの有用性を体験してもらう，というアプローチは，海外の文献でも指摘されていることですが，日本においても緩和ケアチームの取りうるひとつの形態だと思いますし，これから「早期からの緩和ケア」を実践していく上で整えるべき機能だと私は考えます[20]．この機能を具体化していく施策が日本のがん拠点病院で今後展開されていくであろう「緩和ケアセンター」構想ですが，これが有効に機能すれば，早期からの緩和ケアへの大きな力になる可能性をもっていると期待しています．ただ，これら院内の機能を整備していくだけで，本当に「早期からの緩和ケア」ができるのか？　まだ足りない部分があるんじゃないか？　とも思っています．

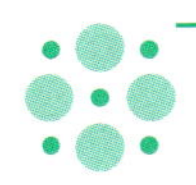

「白衣を脱げ，まちに出よう」

「書を捨てよ，町に出よう」は劇作家・歌人である寺山修二の評論集・戯曲のタイトルとして有名な言葉です．これを拝借して私は，「白衣を脱げ，まちに出よう」という言葉を，緩和ケア領域の医療者はもちろん，他の医療者にも，そして自分にも贈りたいと思います．

これは決して，在宅医療が素晴らしいですよ，という意味ではありません．白衣を着けずに町に出て駆け回っている在宅医療であっても，自分の「在宅」というカテゴリーの中から抜け出さないのであれば，「心には白衣を着ているんですね」ということですから．「私は毎月のように町に出て市民向けに講演会をしています」というのもなんか違います．いや別に講演会自体は悪くはないですよ．それはそれで意味のある活動です．ただ，偉い先生（と思われている人）が壇上に来て，「緩和ケアとは—」と語る会に，地域の中でどれほどの割合の市民が興味をもって来てくれるでしょうかね．

私が考える「早期からの緩和ケア」を進めるための第一歩は，いかに緩和ケアの「敷居を下げるか」です．先述したように，緩和ケアのニーズなんていうのは，「ありますか？」と言われてもよくわからない方もいますし，はっきりと口に出せない（言語化できない）ことも多いと思います．一度だけの面談で「ある・なし」を教えてくれとか，ましてや，スクリーニングの紙に「書く」なんていうことはさらに敷居を高くしています．実際に面と向かって何度も会って，色々と会話をしているうちに「実はさ…」と話してくれたり，逆にそれを口に出すことで患者さんの側が「ああ，自分はこんなことをつらいと思っていたんだなあ」「こういうことを本当は聞いて欲しかったんだな」とも気づくこともあるのです．早期からの緩和ケアの研究にあった，病状理解や意思決定支援といったことも，患者さん側からのニーズが出るのを待っているだけでは，まず緩和ケアチームに依頼するところまで結びつかない，ということが想像できるでしょう．

つまり「白衣を脱げ」というのはまず「自分たちの敷居を下げろ」というメッセージです．

そうすると，やはりTemelらのように「強制的に」緩和ケアチームが診断時から介入を行っていくことがベスト，となるかもしれませんが，それでは「マンパワー的に無理」という元々の「壁」に戻ってしまいます．

そこで「まちに出よう」ということになりますが，ここでの「まち」は医療的な部分から離れた「フィールド」という意味です．そして次の章からは「がんサロン/がん哲学カフェ」を切り口に「まちに出る」を語っていこうと思います．

コラム 「ピープルデザイン」という考え方

「ピープルデザイン」という言葉を聞いたことがあるでしょうか．簡単に言えば，病気・障害をもつ方や性的マイノリティ，妊婦さんや外国人なども含めた，社会的マイノリティの方々が，みんなこのまちで暮らせるように「心のバリアフリー」をクリエイティブに実現する思想や方法，ですが，これだけだとなかなかピンとこないですよね．

ピープルデザインは，提唱者でありNPO法人ピープルデザイン研究所の代表を務める須藤シンジさんの息子さんが小児まひをもって生まれてきたことからはじまります．須藤さんは親として，自分の子供が将来一人で生きていけるためには何が必要か．それを考えたときに，現在の日本社会は「健常者と障害者が分け隔てられている」ことに気づきました．例えば，自分が子供のときを思い出してみて，障害を抱えている子がクラスにはいなかった，という方が多いと思います．それだけ，障害を抱えていたという方は少ないのでしょうか．しかし実際には，佐藤さんや鈴木さんといった「日本で多い名字ベスト4」の方は700万人いるのに対し，障害を抱える方は730万人います．佐藤さんや鈴木さんが同級生にいなかった，という方は少ないと思います．それだけ，障害を抱える方は社会の中で「分け隔てられて」いるのです．誰しも，自分が初めて出会うものには警戒心や「どう接していいかわからない」という不安を抱きます．今の社会は，障害者だけではなく，病気を抱える方や性的マイノリティの方など「普段接することが少ない」方々とそれ以外の多数者が「こころの壁をお互いに作って」暮らしています．

でも，本当は誰しもがいつでもそういったマイノリティになる可能性をもっています．具体的な例をあげれば，スポーツで足の骨を折った，それだけでもかなりこの社会は生きにくいことに気づくはずです．他にも，妊娠やがん，認知症など，自分や家族がそういった状況にならないとも限りません．そういったときに，このまちは「安心して暮らせるまち」でしょうか？

これまでにも「ユニバーサルデザイン」という概念はありましたが，それは障害者に対する機能性を重視するため，ときにファッション性を犠牲にしてきました．それに対しピープルデザインでは，よりファッション性を重視し，健常者も障害者も同じアイテムを使って「混ざり合う」，ということを意識しています．障害をもっていても，「福祉用具」のようなダサい服や靴はつけたくない．都会の若者がほしがるようなファッションを自分たちもしてまちへ出たい．じゃあそもそも，障害者でも使える機能性にすぐれ，かつファッションフリークの若者もほしがるようなファッショナブルな靴を作れば—，という発想です．渋谷のセレクトショップに，その靴が並べば自然と，全てのひとが「混じり合う」．そのために「こころのバリアフリー」をデザインする．それが，ピープルデザインの考え方です．

私は，緩和ケアにおいても，この「ピープルデザイン」の考え方が参考になると考えています．本文でお示しした「プラハ憲章」の中で「緩和ケアを医療制度のあらゆるレベルに確実に組み入れる」と示されており，そして緩和ケアはプライマリ・ケアから各診療科，社会制度から政策，地域社会の中にまで広げていきましょうという宣言になっています．昔ある医師が，「これはあの有名なシシリー・ソンダース（近代ホスピスの母）が言っていたことなんだぞ」と前置きして教えてくれた言葉が「緩和ケアは，いずれ全ての医療・社会の中に組み込まれて混じり合い，消えてなくなる」でした．つまり，わざわざ「緩和ケアとは」と語るまでもなく，全ての人にとって緩和ケアは普通，至極当然のことになり，「緩和ケア」という言葉自体が消えてなくなる，ということです．「だから俺たちは自分たちの存在を消すために毎日仕事してるってことだな」とその医師は笑いましたが，私はそのとき大きな感動を覚えたものです．その後，いくら調べても出典が見つからないので，私の中ではその医師が言ったこと，になっていますが．しかし，この言葉には大きなヒントが込められていると思います．緩和ケアは，突き詰めれば人として基本的なケアで，まちの中に普通にあってよいものだと思うのです．早期とか終末期とか関係なく．

どんな状態でも「自分はこのまちで，生きていていいんだ」と思えるケア．それは決して，講演会で壇上から伝えるようなものではないと私は思うのですがいかがでしょうか．

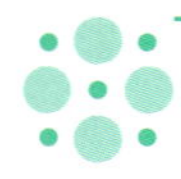

がんサロンのもつ「場」の力

日本では，ピアサポートを提供する手段として，「がんサロン」が注目されています．ピアサポートとは，同じ病気を経験した者同士でお互いの病気の経験を語り合い，情報交換をし，支え合うことで，患者同士の癒しを得るプログラムで，一般に対面式の1対1，電話での1対1，グループでの対面式，グループでの電話，インターネットを用いたグループでのピアサポートなど，多彩な形式があります．ピアサポートに関してもこれまで数多くの研究がありますが，良くデザインされた比較試験が少ないことや，また全ての研究で良い結果が示されているわけではなく，その価値については確立されてはいないものの，患者さんたちの抑うつ気分やQOLの改善につながり，医療に対する満足度が高まることなどの効果が示唆されています[21, 22]．

もともとがんサロンは島根県が先進県として知られています．2005年に日本全国初のがんサロンが島根県益田市に開設されて以来，全国的にもその取り組みは周知されることとなり，がん診療連携拠点病院を中心に全国で開

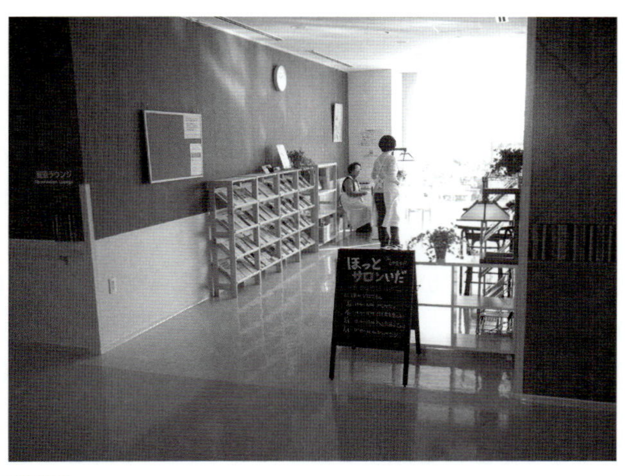

図17 がんサロンが開催される川崎市立井田病院7階の「ほっとサロンいだ」
ドアも壁もないオープンな作りで誰でも入りやすくしている．

設されています．患者さん自身や看護師，がん相談員の方々などが主導で開催されているものも多いようですが，医師が参加しているサロンも中にはあります．

もしこの本を読んでいる皆さんが，一度もこういった「がんサロン」に参加したことがないのであれば，ぜひ一度，参加してみることをお勧めします．こういった場で交わされる言葉は，診察室や病室の中で聞くものとは全然違います．診察室や病室での医療者と患者さんの会話と言えば，病状や症状，バイタルサイン，診察や検査の結果，退院日までの目処…といったような医療に関することがほとんどです．それはやはりそういった「場」では「医療者と患者さん」という関係がどうしてもできてしまうからではないでしょうか．お互い意識していなくても，その「役割」を演じようとしてしまいます．だから，そういう場では，いくら「今日は，○○さんの今後の人生の話とか，大切にしているものは，とか人生の振り返り，といったことを聞いてみよう」，と医療者側が思ったとしても，どこかに「問診」のような雰囲気が残ってしまうかもしれません．

がんサロンでは，そういった「場の力」が消えてしまいます．もうそこに参加させてもらっている私は「白衣を着た医師」ではなく，周囲の皆さんより年下の，がんの経験すらない青臭い小坊主，みたいなもんです．患者さんやご家族も，当然対等に話をしてきますから，私が「医療的には」正しいと思われることを言っても，集団でやり込められることもしばしばです．

もちろん，そういったことも勉強になるのですが，一番勉強になるのは「患者さんが本当はどんなことで悩み，苦しんでいるのか」を生の声で聞けるところです．

「主治医のウデは信頼しているけど，心が通い合っている気がしなくて苦しい」

「家族として，がんと闘っている父に自宅でどんな声をかければいいでしょうか．どう接していいかわからない」

「自分の病気のことを誰にも話すことができない．今日ここで話すのが初めてです」

「まだ幼い子供に，いずれは死んでいく自分は何も残してあげら

れない気がして苦しい」

こういった言葉たちは，それまでの緩和ケアの実践ではあまり出会う機会が少ない言葉で，聞くたびにはっとしたことを覚えています．似たような言葉は，緩和ケア病棟で入院中の患者さんたちや家族からも聞くのですが，ニュアンスが違う…おそらくは残されている時間の認識からくる，違いなのだろうと思いました．がんサロンに来ている方々は，全身に転移がある進行がん，と診断されていたとしても，まだまだ動けるし，抗がん剤などの治療中の方も多く，病棟に入院されている方々とは違います．もちろん，先に述べた「医師・患者さん関係」という枠組みが入っていることにもよるでしょう．でも私には，こういった対話こそが，「早期からの緩和ケア」の一環なのだろうな，と感じたのです．

患者さんや家族が出会う苦痛は，診断時，治療時，再発時，それぞれで全く異なります．言われてみれば当たり前なのですが，それまで「早期」の患者さんたちを知らなかった自分は，その方々の語る言葉で，改めて気づかされたのです．そして，その苦痛にどう対応していけばいいのかも．頭や本で知ることと，実際に診察室や病棟から出て体験から学ぶことには雲泥の差があります．これが，私が皆さんに「白衣を脱げ，まちへ出よう」と言うひとつめの理由です．

がんサロンはピアサポートの場ですので，基本的には患者さん同士で対話をしてもらう場です．しかし中には，「医療者と1対1で，もっと時間をかけて話を聞いてほしい」という要望をおもちの方もいらっしゃいました．そういった方のためには，当院のがん看護専門看護師である武見が「がん相談支援室」を開設して，そこで話を伺うようにはしていたのですが，私も何かできないかと考えていました．そこにお話があったのが，順天堂大学の樋野興夫先生が主宰されている「がん哲学外来」だったのです．

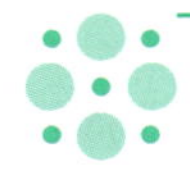

がん哲学カフェと＋Care Project

「がん哲学外来」は，病院で最新治療は施されていても，患者さんやその家族の精神的苦痛までを軽減させることができていないといった，医療現場と患者さんの間にある「隙間」を埋めるべく生まれた，がんに哲学的な考え方を取り入れていく，医療者と患者さん・家族との対話の場です．「病院に来ている方々は，病気はもっているけれども決して『病人』であるわけではない」「がんであっても笑顔を取り戻し，人生を生きることができるように支援したい」と考える樋野先生によって2008年に発足されました．

私は，2013年に樋野先生にお会いし，いま緩和ケアを専門にしているということをお話したら，

「じゃあ，君も『がん哲学』やりましょう．すぐにね」

と，勢いに押されて始めることになりました．そこで樋野先生には，がん哲学外来の基本的スタイルである，

- 暇げな風貌
- 偉大なるお節介

を教えて頂きました．医療者があくせくと忙しい雰囲気を出していたら，患者さんは遠慮して話しかけにくくなってしまいます．仮に，心に焦りがあっても，ゆったりとした雰囲気を作って，お茶をすすりながら患者さんや家族と対話できる資質が「暇げな風貌」なのだそうです．そして，「偉大なるお節介」は，患者さんがそんなことしなくていいのに，と思う「余計なお節介」とは違って，患者さんの気持ちに**一歩踏み込んで**意見を言って話し合うことが基本です．だから，「他人（患者さん）の必要としていること」に注意を向けたり，耳を傾けたり，共感したりすることが大事になります．

私は，この出会いを機に，がん哲学外来を川崎市でもやろう，と思いましたが，「がんサロン」は既に院内でやっているので，同じことを名前だけ変えて院内でやっても面白くありません．そこで，

- がんサロンは病院内，ピアサポート
- がん哲学は病院外，個別相談

と，差別化を図ることにしました．先にご紹介しましたOPTIM studyでも，病院外の相談窓口では病院内設置の相談窓口と比較して，がん治療早期の患者さんの割合が多く，がん治療に関する相談が中心になることが示されていたので，その意味でも差別化になるのではないかと考えました[23)]．また，当院は川崎市内にありながら小高い丘の上で交通アクセスが悪く，せっかく新しいことをやるのであればもっとアクセスのよい場所でやりたいと考えました．そこで，東急東横線元住吉駅から徒歩15分にあるコミュニティカフェida café（図18：http://ida-cafe.com/）のオーナーに頼み込み，私の熱意が伝わったのか，カフェを無料で貸して頂けることになりました（現在は使用料を払っています）．名称も「モトスミがん哲学カフェ」と名付け，2013年7月から，月1回3時間のカフェを開設することになりました．

モトスミがん哲学カフェでは，事前予約制でカフェにお越しいただき，私と看護師の武見と1組1時間ずつ，コーヒーや紅茶を飲みながらお話をします．カフェにはいろいろな方がいらっしゃいましたが，OPTIM studyの結果とは異なり多くの相談は治療の中身よりも，「いま通院している病院スタッフ（医師・看護師）とのコミュニケーションがうまくいかない」「医師も家族も話を聞いてくれない」「がんを抱えてどうやって生きていけばいいのか」といった，医療者とのコミュニケーションや家族との葛藤，人生観に関する悩みであることが多い印象です．中には，1時間ずっとお一人で話をされ，私は「ええ」「なるほど」くらいしか言っていなかったのですが「いや，本当に勉強になりました．来

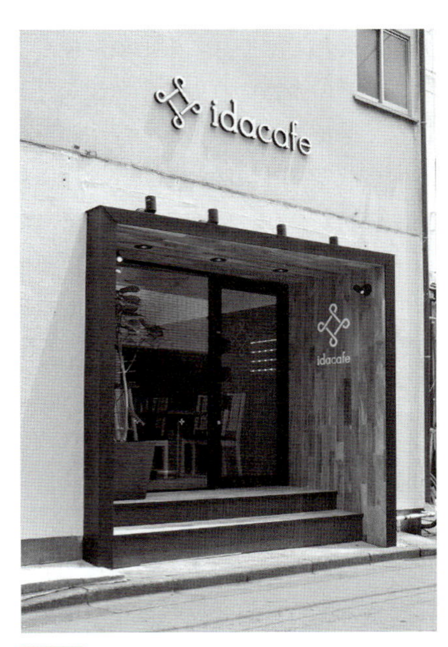

図18 モトスミがん哲学カフェを開催している ida café

てよかったです」とおっしゃられてお帰りになられた方もいらっしゃいました．世の中にいかにこういった対話の場がないのかと痛感する体験でした．

私は活動の場を，武蔵小杉を中心とした川崎の中原区全域に広げるため，武蔵小杉周囲のまちづくりに取り組むNPO法人小杉駅周辺エリアマネジメントと協力し，企業・住民・医療者を巻き込む形で「＋Care Project（プラスケアプロジェクト）」を立ち上げました．この＋Care Projectでは，10～20年後を見すえて，このまちを「病気にならないまち/病気になっても安心して暮らせるまち」にしていくことを目指し，区内のお祭りでの医療相談コーナー設置で対話の場を増やしたり，楽しみながら体作りをしていけるイベントや，「病気になっても安心して暮らせるとは，どういうことか」というテーマで討議を重ねたりしています．もちろんこのプロジェクトで，どのくらいこのまちに変化をもたらすことができるかはわかりません．でも少なくとも，私自身がこのプロジェクトを通じてまちの皆さんと対話ができる機会が増えたことで，この地域に住んでいる皆さんの考え方や大切にしているもの，その多様な歴史や価値観などが少しずつわかってきますし，逆に私を通じて医療や緩和ケアへの敷居が下がってくれることも期待しています．こういった多様性に触れる機会は，緩和ケアの診療において本当に大切なことで，これが私が「白衣を脱げ，まちに出よう」という2つめの理由です．

＋Care Projectの主たるアプローチ方法は説教じみた「啓発」ではなく，まちなかでこのプロジェクトの取り組みが盛んになり，地域に暮らす方々に「なんか楽しそう」と思ってもらいながらも「知らず知らずのうちに意識の中に健康に関する関心が入っていく」ことですので，緩和ケアの取り組みも，それと合わせて地域に混じり合っていければと思っています．佐久総合病院の故・若月俊一先生の言葉を借りれば，それは医療を住民一人ひとりの手に取り戻す，「医療の民主化」を目指した活動です．もっと医療そして緩和ケア自体が市民一人ひとりにとって身近なもの，「自分たちのもの」としてとらえてもらう必要があるのです．

（＋Care Project Webサイト：http://kosugipluscare.jimdo.com/）

JCOPY 498-05716

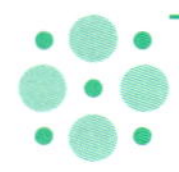

まとめ

話が壮大になってきたので，私の考える「早期からの緩和ケア」に取り組むためのポイントについてまとめますが，

- 物理的，心理的両面から緩和ケアへの「敷居を下げる」：医療の民主化
- 様々な場やツールを広げ緩和ケアニーズをキャッチする（スクリーニング含め）
- 専門的に対応できるところへつなげるアルゴリズムを共有する
- 「場」の癒す力とボランティアさんの力を借りる
- 上記と並行して総合診療科や腫瘍内科などとの連携（教育）を強め，広い診療科で緩和ケアの大部分をカバーできるよう相互に協力する体制をつくる

の５点を考えます．最初の２点で，緩和ケアに対するアクセスを容易にし，できるかぎり多くの苦痛をカバーできるようにします．そのようにして浮かび上がってきたニーズに，きちんと対応していけるようにし，人的・環境資源として最後の２点を整備していく，ということです．最後の「広い診療科」では，「ここまではあなたたちの領域，ここからは私たち緩和専門家の領域」と境域を絞って分けるのではなく，お互いに混ざり合って協力できる体制を整えていくほうが良いと考えます．「まえがき」にも書いた通り，私は家庭医療，腫瘍内科，緩和ケアの３領域を主に経験していますが，それぞれに対して大好きな部分と批判的な部分をもっています．患者さんの幸福のためには，少なくともこの３領域はお互いに混ざり合いながら，お互いを理解し，可能なら相互研修をしながら，統合された医療・ケアを目指していくべきだと考えています．緩和ケアが得意な家庭医，緩和ケアが得意な腫瘍内科医，というのが増えていくべきだし，逆に抗がん剤に詳しい緩和ケア医も増えていくべきだと考えています．専門性のグラデーションの中で，自分が得意とするものを患者さんに提供できればいいんです．「俺たちはみんな腫瘍内科医だけど，痛みを取ったり精神的なケアをするのはＡ先生が得意だよ」というのでよいのだと．緩和ケアは色々な領域に混じり合って，そ

の名前を消して本質だけ残していくほうがいいのだと思っています．患者さんが求めているのは，「緩和ケアを専門に提供してくれる医療者」ではなくて，誰でもいいからとにかく苦痛を取り除いてくれ，最期まで自分のそばにいてくれる安心できる医療者なのですから．

全体的なデザインをどのような方法でやっていくかは，その地域や施設によって異なるでしょう．PEACE project の研修会を行うことは大切ですが，これだけでその地域に緩和ケアが行き届いていく，というものではありません．これまでの私の取り組みも，上記の 5 点も，川崎市だったり当院の体制があってこそできる部分もあるのは確かです．自分の地域で今，そして未来に何が問題になっていくのか，そしてそれを今の地域資源をどのようにつなげれば解決していけるのか，何が不足していて何を作っていくべきなのか．自分たちのまちを「研究」すること．まちに出て，まちを，人を感じ，まちを診て考え続けていくこと．それも，地域における早期からの緩和ケアにつながる，ひとつの形ではないかと思います．

コラム　地域によって問題となることは違う

日本全体で問題になっていることは，自分の地域にも当てはまると考えていたり，他の地域で成功していることは自分の地域にもってきても成功するだろう，と考えて色々な施策がされることは世の中一般的に多いと思いますが，それは必ずしも妥当とは言えません．

例えば，2025 年問題．

2025 年問題とは，75 歳以上の高齢者が 2015～2025 年に 760 万人近く増加することで，医療機関の不足や介護負荷の増加による社会的問題が噴出するという問題ですが，日本全体が等しく 2025 年に，しかも同じような問題が起きるわけではありません．2025 年問題で大きな影響を受けるのは，都心部が中心と言われており，中でも神奈川県は高齢者増加量で全国トップクラスです．「高齢化って，過疎化した地方の話じゃないの？」と意外に思うかもしれませんが，高齢化は「率」よりも

「量」が問題となります．川崎市だけでも75歳以上の人口は10年前と比べて4万人近く増えています．量が問題となる理由は，入院可能な病床数が限られているためですが，そもそも川崎市は人口10万に対して546床（一般床）で，全国平均704床を大きく下回っています（ちなみに全国トップの高知県では1063床で，地域の広さなどもあって一概に比べられませんが2倍近い開きがあります）．ただし，川崎市は，平均年齢が42.3歳と全国の44.9歳と比べて若く，65歳以上の人口比も18%で，全国の25%と比べて若い地域であることが見て取れます．しかし川崎市は再開発の影響で，この数年間で急激な人口増加がありますので，そこにはまた別の問題があります…，といったように，全国で同じように2025年問題が問題になるわけではないことがこの例だけみても推測できます．もちろん私は人口統計や疫学をしっかり学んだわけではないので，上記の推測やデータの読み方なども専門家からみれば甘い部分や間違いもあるかとは思いますが，地域を自分なりに分析して，地域特有の問題の解決法を考え，その仮説を実行していくためには必要な思考過程ではないかと思います．少なくとも，日本全体平均のデータや，他の地域での成功事例のデータを，その背景の把握なしに自分たちの地域でも同じようになると考えるべきではないということです．

［参考］

・厚生労働省医療施設調査（平成25年度）
　http://www.mhlw.go.jp/toukei/saikin/hw/iryosd/13/
・川崎市保健統計（平成24年）
　http://www.city.kawasaki.jp/350/page/0000058944.html
・川崎市年齢別人口（平成25年）
　http://www.city.kawasaki.jp/200/page/0000052557.html
・川崎市地域医療計画（平成25～29年）
　http://www.city.kawasaki.jp/350/page/0000049037.html

■文献

1) Temel JS, et al. Early palliative care for patients with metastatic non-small-cell lung cancer. N Engl J Med. 2010; 363: 733-42.
2) Yoong J, et al. Early palliative care in advanced lung cancer: a qualitative study. JAMA Intern Med. 2013; 173: 283-90.
3) Temel JS, et al. Longitudinal perceptions of prognosis and goals of therapy in patients with metastatic non-small-cell lung cancer: results of a randomized study of early palliative care. J Clin Oncol. 2011; 29: 2319-26.
4) Greer JA, et al. Effect of early palliative care on chemotherapy use and end-of-life care in patients with metastatic non-small-cell lung cancer. J Clin Oncol. 2012; 30: 394-400.
5) Zimmermann C, et al. Early palliative care for patients with advanced cancer: a cluster-randomised controlled trial. Lancet. 2014; 17; 383: 1721-30.
6) Morita T, et al. Late referrals to palliative care units in Japan: nationwide follow-up survey and effects of palliative care team involvement after the Cancer Control Act. J Pain Symptom Manage. 2009; 38: 191-6.
7) Smith TJ, et al. American Society of Clinical Oncology provisional clinical opinion: the integration of palliative care into standard oncology care. J Clin Oncol. 2012; 30: 880-7.
8) Lupu D, et al. Estimate of current hospice and palliative medicine physician workforce shortage. J Pain Symptom Manage. 2010; 40: 899-911.
9) Block SD, et al. A need for scalable outpatient palliative care interventions. Lancet. 2014; 383: 1699-700.
10) Bakitas MA, et al. Early Versus Delayed Initiation of Concurrent Palliative Oncology Care: Patient Outcomes in the ENABLE III Randomized Controlled Trial. J Clin Oncol. 2015; 33: 1438-45.
11) Smith TJ, et al. Cost and non-clinical outcomes of palliative care. J Pain Symptom Manage. 2009; 38: 32-44.
12) Bakitas MA, et al. Effects of a palliative care intervention on clinical outcomes in patients with advanced cancer: the Project ENABLE II randomized controlled trial. JAMA. 2009; 19; 302: 741-9.
13) Dionne-Odom JN, et al. Benefits of Early Versus Delayed Palliative Care to Informal Family Caregivers of Patients With Advanced Cancer: Outcomes From the ENABLE III Randomized Controlled Trial. J Clin Oncol. 2015; 33: 1446-52.
14) Hollingworth W, et al. Are needs assessments cost effective in reducing distress among patients with cancer? A randomized controlled trial using the Distress Thermometer and Problem List. J Clin Oncol. 2013; 31: 3631-8.
15) Carlson LE, et al. Screening for distress in lung and breast cancer outpatients: a randomized controlled trial. J Clin Oncol. 2010; 28: 4884-91.
16) Miyashita M, et al. Barriers to providing palliative care and priorities for future actions to advance palliative care in Japan: a nationwide expert opinion survey. J Palliat Med. 2007; 10: 390-9.

17）加藤恒夫．Palliative Care—the right way forward　人権としての緩和ケア：ヨーロッパ緩和ケア学会第 13 回大会報告．週刊医学界新聞．2013；第 3035 号.
18）Meier DE, et al. Consultation etiquette challenges palliative care to be on its best behavior. J Palliat Med. 2007; 10: 7-11.
19）Hui D, et al. Impact of timing and setting of palliative care referral on quality of end-of-life care in cancer patients. Cancer. 2014; 120: 1743-9.
20）Hui D, et al. Integration of oncology and palliative care: a systematic review. Oncologist. 2015; 20: 77-83.
21）Hoey LM, et al. Systematic review of peer-support programs for people with cancer. Patient Educ Couns. 2008; 70: 315-37.
22）Winzelberg AJ, et al. Evaluation of an internet support group for women with primary breast cancer. Cancer. 2003; 97: 1164-73.
23）江口研二，ら．OPTIM Report 2012．青海社；2013. p.536.

Chapter 07

7章 緩和ケアにおける医療安全の「壁」

拘束される患者さんたち

この章では，まずケースファイルからご覧いただきましょう．

【ケースファイル】

Aさんは85歳の男性．2年前に肺がんと診断されましたが，高齢であったこともあり手術や抗がん剤治療は希望されず，月に一度，これまでもずっとかかっていた家庭医のB先生の診察を受け，自宅で悠々自適の生活を楽しんできました．しかし，最近になってだんだんと体も弱ってきて，特にこの1週間で急に自分の身の回りのこともできなくなってきました．Aさんは一人暮らしだったのですが，訪問看護師がこの状況をみて，近隣に住む娘さんとB先生に相談しました．B先生は「まず一度往診をして状況をみましょう」ということで，娘さんと一緒にAさんのご自宅に伺いました．Aさんはまだ自宅内は何とか歩いていましたが，ややぼうっとし，よく見ると黄疸も出てきているようです．B先生は娘さんに，

「病状が進行してきているのだと思います．Aさんはずっと家にいたいということを以前から話はしていたので，このまま自宅でサポートを強化しながらみていくという手もあります」

とお話ししましたが，娘さんは，

「私もそんなに体が強くなく，頻繁に見に来ることは難しいですし，病院に入院してもらったほうが私も安心です」

と，入院を希望されました．そこでB先生は近隣にある総合病院の緩和ケア病棟をご紹介し，そこへ入院するはこびとなりました．入院時の精査で，肝臓への多発転移による肝不全，血管内脱水を伴う腎不全が明らかとなり，脳転移はなかったものの，余命としては1か月程度と家族へ説明がされ，この病棟で看取っていきましょうということが確認されました．

しかし，入院した日の夜から，Aさんは点滴の針を抜き，血だらけになりながら「家に帰る」と病室から廊下へ這って出てくるようになりました．看護師や医師がなだめ，鎮静剤なども使用しますが，あまり効果は得られませ

ん．医師・看護師で色々と対応を協議していたのですが，ある朝，A さんがベッドから転落し，腕を骨折する事故が起きてしまいました．もちろん，転倒・転落を見越して，ベッドアラームや衝撃吸収マットなども使用し，安全確保に努めてはいたのですが，看護師が目を離した隙にベッド上に立ち上がり，そのままマットがない床へ転落してしまったようです．娘さんへは状況について医師から説明はしましたが，

「病院に入院すれば安心だと思っていたのに，こんなことになるなんて…」

とお怒りのご様子でした．

当然，安全管理について病院内で大きな問題となり，

「緩和ケア病棟は身体拘束をしないことを原則にやってきたそうだけれども，こんなことが起きるようじゃ，患者さんによってはやはり拘束することも必要なんじゃないか」

という意見も出ました．緩和ケア病棟スタッフも，

「緩和ケア病棟といっても，安全の確保のために身体拘束も考えたほうがいいんだろうか…」

と不安になっているようです．

医療の現場では，「より安全に，より効率的に，かつ質高く」働くことが求められてきています．以前であれば「まあいいんじゃないの」「大体こんな感じで」で済まされていたことが，「○○の評価表を用いて数値化して，○○点以上はこういった処置を」とか「○○が起きた場合は書類をつくって病棟単位で検討した後，○○委員会へ報告」とか，色々とルールや手順が増えています．

それによって，患者さんや家族にとっては，これまで適当に（悪い意味ではなく）されていた部分について，より安全性が担保されることになったし，もちろん質が向上した部分もあります．

しかし，そういった流れによって失われたものもあります．

まず，現場の忙しさが増しました．（急性期）病院にとって，「安全に，効率良く」というのは「問題を起こさずに，原疾患の治療に専念し，最短の入

院期間で患者を退院させること」を意味します．そうしないと病院の経営自体が成り立たない，という事情もあります．短期間のうちで，様々な評価表を記入し，様々な処置などに対する同意書にサインをもらい，問題が起きないよう管理し，1～2 週間で退院したと思ったら次の患者さんが入ってきて，また評価をし直して，書類を作成して…．と，評価や書類作成，管理に時間をとられる一方，患者さん一人ひとりに十分な時間を割くことが難しくなりました．患者さんや家族の話をじっくりと聞き，ケアを提供し，心を通わせて…というのが徐々に難しくなってきていることを感じます．

そして，そういった状況の中でも「安全」も追求していきましょうということになると，患者さんの行動を制限しなければならない事態も出てきます．

現実問題として，例えば一般病棟で 30～40 人の入院患者さんに対し，夜間は 2～3 名しか看護師がいません．患者さんは，入院していて体調も悪いわけですから，どうしてもふらふらして足元がおぼつかないことも多くなります（高齢者は特に）．そういった方が病棟内で転んだりすると，骨折などにつながることもあり一大事なので，転倒の危険性が高いと判断された方には，

「トイレに行くときなどは必ずナースコールを押してくださいね，私たちが誘導しますから」

と，看護師さんは必ず伝えています．

しかし，そういった状況の方が病棟内に多いと，ナースコールを押してもなかなか看護師が駆けつけられない，ということも当然出てくるわけです．同じ時刻に全員がトイレに行くわけではもちろんありませんが，ナースコールを押している方の中には苦しくて押している方，薬の追加が欲しくて押している方，その他細々した用事で押している方，など様々で，誰もいないナース・ステーションに鳴り止まないナースコール，なんてこともよくある光景です．そうすると，待っていても看護師が来ないので，トイレを我慢できない方は自分で歩き出そうとして転倒したりし，その結果として医師への診察依頼や全身の観察，そして傷があればその処置…などと仕事は増え，さらに他のナースコールへの対応が遅くなる，という悪循環が生まれます．さ

らには病状や環境変化によるストレスからせん妄状態となり，夜間などに混乱状態におちいり，点滴の管をひきちぎったり，奇声を発したり，病棟から脱走，という方もいます．

そういう現状から，過去に転倒歴があったり，病状や加齢によって転倒リスクが高かったり，認知症でナースコールが押せないとか，せん妄状態になっている人に対しては，

「申し訳ありませんが，本人の安全確保のために体を『拘束』させていただくことがあります」

と，家族へ説明がされます．「拘束」の内容は具体的には，手足や胴体をベッドにヒモでくくりつけたり，両手を自由に使えなくするようにミトンをはめたり（点滴や各種管の自己抜去を予防），自分では脱ぐことのできないつなぎ服を着せたり，ということを指します．一般の方々からの目から見れば，「人をベッドに縛り付けるなんて…」と眉をひそめるかもしれませんが，医療者側としてもやりたくてやっているわけではもちろんありません．「外して…外してください…」という訴えに心が切られる思いではあるのですが，患者さん自身の安全，そして命を守るために，という前提のもと，心を鬼にしながらやっているのです．

しかし，こういった現状はいったい誰が生み出したものでしょうか．そして，誰にとっての幸福につながっているのでしょうか．問題の原因をひとつに絞ることは難しいですが，ひとつには「安全」の重要性がより強調されるようになってきたということがあります．こんなに「安全」が強く言われるようになった背景には，家族からの「病院に入れて安心していたのに転ばせてケガをさせるとは何事！」という声が大きくなってきた，というのもありますし，その先に訴訟があるのでは，という恐怖もあります．

また逆に，

「私たち家族は仮に本人が勝手に歩いて転んでケガをしても決して文句は言わないから，縛るのはやめてください」

と家族から言われても，それは受け入れられません．後に，他の親戚が出てきて意を翻される可能性もありますし，先に述べたように「問題を起こさず

に早く退院」という病院側の事情もあるからです．

看護師を増やせばいいじゃないか，という単純なものでもありません．現場の業務量に比べて看護師の数が慢性的に不足していることは確かなのですが，定員以上に看護師を雇用することは現時点でもギリギリの病院経営を圧迫します．経営が逼迫しているなら，病院に対する報酬を増やせば，というのも，昨今の社会保障費に関する議論を見ている限りは難しいところでしょう．それにいくら人を増やしたところで，転倒や転落などの事故をゼロにできるという保証もありません．

つまり，質が高く，安全で，安価な医療を，少人数で，低コストで，短い時間の中で効率的に提供しろ，と国民も，国も，病院側も言っています．もちろん患者さんや家族個々人の意見は異なるでしょうが，総論的にはそういう流れで，個別に対応することはできない（個別に対応すること自体が人手・コストを要求するから），というのが現状なのです．そういった何となく「世の中の最大公約数」的な部分に焦点が当てられた結果，医療者も，患者さんも，家族も，病院も，誰も幸福にならないシステムが生み出されているともいえます．それでも，それで患者さんの病気が早く治り，無事に退院できれば，患者さんや家族にとっての幸福につながっている，といえますが，高齢者では入院で身体拘束をされることで足腰が弱って，病気は治ったけれども寝たきりになって，結局は自宅退院ができなくなったりすることもよくあることです．

「身体拘束」は確かに人間の尊厳を奪う行為ですが，こういった現状を無視して，いくら「拘束には反対だ！」と言っても問題の解決にはなりません．

「じゃあ，あなたがそういう『拘束』を解くために，現場で具体的に何か行動ができますか？」

と問えば，多くの方は沈黙するのではないでしょうか．

実際にはご家族が付き添っている時間帯だけは拘束を外したりはしています．しかし当然のことながら家族も 24 時間かつ毎日ずっと不眠不休で付き添えるわけではありません．

そしてこういったことは，決して「自分には関係ないところで起こっている出来事」ではありません．いずれ，自分の家族がそういった「拘束」を受ける可能性もありますし，もしかしたら自分が拘束される可能性だってあるわけです．誰だって，ベッドに縛りつけられて，晩年を過ごしたくはないでしょう．「自分はそんなふうにはならないよ」とか「自分が年を取って入院するころにはもっと状況はよくなっているはずさ」とか「医療者に任せておけば何とかしてくれるよ」というのは楽観的すぎるのではないかと思います．医療の質と安全を高める要求は年々強くなってきていますし，医療者だけで解決できる問題でもなくなっているからです．特に，現場の看護師たちはあまりにも忙しすぎて，こういった問題の解決に取り組むだけの余裕すらありません．

まず，一人ひとりが「自分事として」問題を認識する必要があるのです．ただ，この現状を解決できる「処方箋」は存在するのでしょうか．問題が複雑である以上，解決も簡単にはいきません．

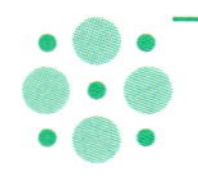

身体拘束された患者さんに緩和ケアはできるか

緩和ケアの現場で基本的に拘束をしないのは，拘束をされている患者さんに緩和ケアを行うということが非常に難しいからです．身体拘束と緩和ケアは，その本質において全く真逆にあり，拘束自体をどうにかしないことには緩和ケアを始められない，という印象をもちます．

しかしそうは言っても，緩和ケアチームとして一般病棟で患者さんを看る場合には，がん患者さんでも身体拘束の対象となっている方もいますし，非がんの終末期では緩和病棟に行くことができず拘束されたまま終末の時間を過ごされる方を看ることもあります．もちろん，今ある痛みを取ってほしいとか，眠れないのを何とかしてほしいとか，それも「緩和ケア」でしょう，と言われれば，確かにそういったところには対応はできますよ．でも緩和ケアは当然それだけではないわけです．

考えてみてください．病棟で「今日はいかがですか？」と尋ねたときに「このベルト取ってくれよ～」と哀しそうな顔で言われたら，何と返せばケアになるのか．「このヒモ切ってくれないかな」と言われたときに，何をしてあげられるのか．

一般的な傾聴のテクニックのように「そうですね，縛られてつらいんですね」と言うのも白々しいですし，「これはどうしてもあなたにとって必要なことなんですよ」と説明するくらいで納得してもらえるものではありません（言いくるめることはできるかもしれませんが）．そもそも患者さんに「これからあなたの身体を縛りますよ，いいですね」と納得いただいて拘束しているなんてことはほとんどないのですし，「あなたは縛られたほうがいいこれだけの理由があるんです」と本人に説明しようとするなら，それはかなりの違和感を覚えないでしょうか？　一人の人間が「縛られるべきしかるべき理由」って何だ？　と．

「寄り添い」のテクニックのように，ベッドサイドで座って傾聴を続けていればケアになりますか？「縛ったのは私ではなく別の看護師ですよ，でも私は申し訳ないけどこれを外してあげることはできないの．あなたのつらさはよくわかりますよ．どうしてこんなことをされないとならないの，と思いますよね」とか，「少なくとも私はあなたの味方ですよ」とでも言いたげな雰囲気を醸し出してみたところで，患者さんにとってはこの身体拘束を外してくれない医療者は全て敵．それは言い換えるなら，耐え難い激痛に苦しんでいる患者さんに「つらいですね，でも私は痛みどめは出せないの．つらさはよくわかるので寄り添わせてください」と言っているようなものではないでしょうか．

身体拘束は，患者さんに対して身体的，精神的な苦痛を与えるだけではなく，医療者との関係性を極端に悪化させ，生きる尊厳を奪い，患者さんを孤独にします．それを与えた張本人（の側）である緩和ケアチームが，身体拘束を解除する方向以外のことで，その人に対して本当の意味での（形の上ではない）ケアを提供できるかと言うと，それはかなり難しいことではないかと思うのです．

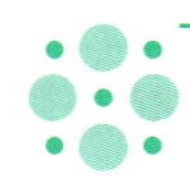

身体拘束に意味はあるのか

海外の報告ですが，ナーシングホームでの1ベッドあたり転倒の回数は1.5回/年，リハビリテーション病院のセッティングでは，3.5回/年と言われています[1, 2]．入院患者さんの中でも脳虚血発作の方や，高齢者では転倒の率は高くなりますし，がん患者さんではもっと高率に発生するといわれています[3]．

転倒のリスクファクターとしては，高齢，転倒歴，認知機能障害（せん妄も含む），環境的な要因，筋力低下，体の不安定なバランス，特定の薬物使用，視力の障害などがあげられます．環境的な要因とは，トイレやベッドの高さが不適切だとか，床がぬれているとか，廊下が暗いとか，そういうことも含みます．また，薬物としてはベンゾジアゼピンや抗うつ薬などの鎮静的な薬剤，利尿剤，血管拡張薬，βブロッカー，血糖降下剤などがリスクとしてあげられています．抗うつ薬などは，最近開発された新しい薬なら良さそうな気がしますが，観察研究の結果からは転倒のリスクが減るものではないのだそうです[4, 5]．

では，こういったリスクファクターがある患者さんを拘束することが，転倒の防止につながるかと言えば，これは全くエビデンスがありません[6]．それどころか，拘束をすることで脚は衰えるし，褥瘡はできるし，関節は固まるしで，よけいに転倒のリスクが増加，というのがいくつかの研究で示されています[7, 8]．これは，ヒモによる身体拘束やベッド柵による拘束だけでなく，ベッドアラームを使用した拘束でも転倒が予防できるといった結果は得られていません[9]．

2000年に成立した介護保険法では，「身体拘束原則禁止」が条文に盛り込まれ，厚生労働省でも2001年に『身体拘束ゼロへの手引き』を発行し，介護現場を中心に全国的に取り組まれている結果，特別養護老人ホーム，老人保健施設，介護療養型医療施設の介護保険3施設での身体拘束率は2009年の3.2%から2015年の2.3%へと減少してはいます[10]．

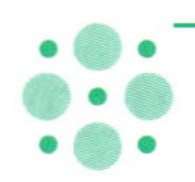

拘束を少しでも減らすために

さて，このようなエビデンスや報告はあるものの，急性期のセッティングではデータが不十分という指摘もされていますし，実際の現場としては，

「そうはいっても，暴れている患者さんをどうしろっていうのよ！」

という声も聞こえてきそうです．

先に述べたように，「拘束を禁止しろ！」「尊厳を守れ！」と感情的に声をあげることは簡単です．しかし，それは根本の解決にはなりません．何しろ，私たち医療者だってやりたくてやっているわけではないのですから．もちろん，多くの国民が自らの未来に自分も抑制されるかもしれない現実を認識し，こういった声をあげていくことは大切なことです．議論が盛り上がっていくことで，「現状を変えないといけないよね」という空気が醸成されていくのは，「空気」で物事を決めがちな日本人にとっては必要なことです．

問題は，どうやって拘束をしなくても良いようにするか，です．看護師を増やせ，お金を増やせ，というのも言うは易し，行うは難しです．

海外の研究では，環境調整や薬剤の見直し，（可能なら）患者さんのバランスや筋力のトレーニング，といったアプローチを組み合わせていくのが転倒の予防に有効ではないかと言われています．薬物療法としてはビタミンDの摂取が転倒予防に効果的という無作為化比較試験を含むいくつかの研究があります[11)]．ビタミンDの摂取が筋力の増強に影響する，というのがその理論的根拠になっています．

「環境調整」という部分での解決方法のひとつとしては「在宅医療」も考慮しましょう．住み慣れた自分の家であれば，精神的にも落ち着き，あまり大きなせん妄や興奮を起こすことがない方も多くいます．もちろん，在宅でも徘徊やせん妄，暴力といった症状が出る方もいらっしゃり，在宅で環境を整えていればすべて解決とはいきません．また，家族の負担があるので，その点からも在宅医療が何もかも絶対に良いとも言えませんが，選択肢として常に考えておき，なるべく入院せずに在宅で頑張る工夫，入院しても早期に自宅に戻れるように入院時から調整する工夫などを考えておくべきです．

また，数々の医療行為も，「その方にとって本当に必要か」「外すことはできないか」を常に考えましょう．例えば口から食事が取れなくなったときに，点滴をしたり，胃ろうをつくったりしますが，認知機能が衰えていると，そういった管がつながっていることが気になって，抜いてしまうことがあります．そうすると両手に「ミトン」をつけられて，手の自由を奪われます．そのときに，「点滴をして身体拘束されている状態」と「点滴なしで身体拘束もない状態」のどちらが，総合的 QOL が高いか，ということを評価する必要があります．せん妄やふらつきの原因となる薬剤があるなら，予測される予後と得られるメリットを天秤にかけて，バッサリと薬を減らしていくことも大事です．先ほど，リスク因子とあげた薬剤のうちベンゾジアゼピン，利尿剤，血管拡張薬，βブロッカー，血糖降下剤は，緩和ケアの現場で本当に必要ですか？

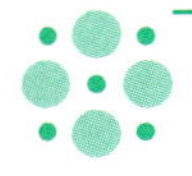

一宮身体拘束裁判

ただ，ここまで色々と述べてきましたが，「全ての拘束」＝「悪」と考えるのはそれはそれで間違いです．集中治療が必要な状況で，患者さんがせん妄を起こし暴れたりで安全に治療ができない場合や，認知症の周辺症状で暴力や興奮が強い場合など，「拘束」は必要な場合もあります．薬（鎮静剤）を使って眠らせることで興奮や暴力を抑えることも，いわば「精神的な抑制」といえますので安易にすべきことではありませんが，それもそのときの現場としては必要な部分もあるのです．先にあげた『身体拘束ゼロへの手引き』でも，拘束がやむを得ない条件として，「切迫性・非代替性・一時性の 3 要件」があげられています．身体拘束は，安全を確保する具体的な必要があり，他の手段ではそれを達成できない場合に，最小限の時間，程度，方法に留めるべきである，という要件です．法的な効力がある要件ではありませんが，身体拘束に関するひとつのルールになっています．

身体拘束に関する有名な裁判をひとつご紹介しましょう．2003 年に愛知県一宮市の病院に入院した，当時80歳の女性が不必要な身体拘束を受けて心身に苦痛を受けたとして，女性の家族が病院側を訴えた裁判です．状況としては，腰痛などで病院に入院していたこの女性は，夜間4時間にもわたって「おむつが汚れている，取り換えてくれ」「私はぼけていない」と頻回にナースコールを鳴らし，その都度看護師が「おむつは汚れていませんよ」となだめたり，汚れていないおむつを交換したり，部屋を移動してお茶を飲ませるなどして落ち着かせようとしました．しかし，興奮状態が一向に収まらず，ベッドから起き上がろうとするなどしたため，転倒転落の危険があると看護師が判断し，やむを得ず入眠するまでの2時間程度，上肢をひも付きミトンで抑制したというものです（結果的に上肢などに擦過傷などの軽傷）．

この裁判は，地裁では原告（患者さん側）敗訴，高裁で原告側の逆転勝訴となりましたが，その後最高裁で再逆転の原告敗訴となりました．高裁での判決では，「看護師のうち1名がもうしばらくこの女性に付き添って安心させ，落ち着かせて入眠するのを待つという対応が不可能であったとは考えられない」として原告勝訴としたのですが，最高裁では，

「看護師らは，約4時間にもわたって，頻回にオムツの交換を求めるA（原告側80歳女性のこと）に対し，その都度汚れていなくてもオムツを交換し，お茶を飲ませるなどして落ち着かせようと努めたにもかかわらず，Aの興奮状態は一向に収まらなかったというのであるから，看護師がその後更に付き添うことでAの状態が好転したとは考え難い上，当時，当直の看護師3名で27名の入院患者に対応していたというのであるから，深夜，長時間にわたり，看護師のうち1名がAに付きっきりで対応することは困難であったと考えられる（文献12より一部改編）」

「入院患者の身体を抑制することは，その患者の受傷を防止するなどのために必要やむを得ないと認められる事情がある場合にのみ許容されるべきものであるが，本件抑制行為は，Aの療養看護に当たっていた看護師らが，転倒・転落によりAが重大な傷害を負う危険を避けるため緊急やむを得ず行った行為であって，診療契約上の義務に違反するものではなく，不法行為法上違法であるということもできない（文献12よ

り一部改編)」

として，原告の訴えを退けました．この裁判の他にも，適切な身体拘束をせずに患者さんがケガをしたとして，病院側の過失を認めるような判例[13]もあり，必要に応じて最小限度の身体拘束を行うことはやむを得ない場面があることも確かです．

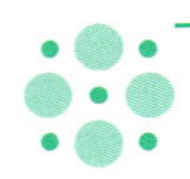

感覚のマヒを防ぎ，最善を検討する

おそらく，全ての身体拘束や，薬物による精神的抑制を「ゼロ」にすることは困難なことです．全ての医療行為は「善か悪か」と割り切れるものではなく，その場合の状況によって変化する曖昧なものではあります．拘束されている方がいても，その方やそのご家族，関係している医療者を責めるべきではありません．「身体拘束はいいことではない」というのは確かですが，感情的なきれいごとだけで現場で現実に起きていることを全て解決することはできません．

ただ，安易な身体的・精神的抑制をせずに，他の方法がないか，また一時的に拘束をしたとしても解除できないかを常に観察・評価して，自分の価値観が拘束に「慣れてきていないか」を常に気にかけておくことは大事です．「この拘束は絶対に必要なんだ，私は悪くないんだ」と思っているうちに，いつの間にか拘束に対する閾値がかなり下がっていることは往々にしてあるものです．「ゼロ」にはできないまでも，「拘束をしている患者さんに緩和ケアを提供することは困難」という現状を踏まえて，できる限り拘束をしないよう工夫する，外していくということが，そもそものケアの第一歩です．

■文献

1) Rubenstein LZ, et al. Falls in the nursing home. Ann Intern Med. 1994; 121: 442.
2) Nyberg L, et al. Fall prediction index for patients in stroke rehabilitation. Stroke. 1997; 28: 716.
3) Hendrich A, et al. Hospital falls: development of a predictive model for clinical practice. Appl Nurs Res. 1995; 8: 129.
4) Thapa PB, et al. Antidepressants and the risk of falls among nursing home residents. N Engl J Med. 1998; 339: 875.
5) Hien le TT, et al. Atypical antipsychotic medications and risk of falls in residents of aged care facilities. J Am Geriatr Soc. 2005; 53: 1290.
6) Capezuti E, et al. Side rail use and bed-related fall outcomes among nursing home residents. J Am Geriatr Soc. 2002; 50: 90.
7) Castle NG, et al. The health consequences of using physical restraints in nursing homes. Med Care. 2009; 47: 1164.
8) Capezuti E, et al. Physical restraint use and falls in nursing home residents. J Am Geriatr Soc. 1996; 44: 627.
9) Shorr RI, et al. Effects of an intervention to increase bed alarm use to prevent falls in hospitalized patients: a cluster randomized trial. Ann Intern Med. 2012; 157: 692.
10) NPO 法人全国抑制廃止研究会資料. http://yokuseihaishi.org/.
11) Kalyani RR, et al. Vitamin D treatment for the prevention of falls in older adults: systematic review and meta-analysis. J Am Geriatr Soc. 2010; 58: 1299.
12) 最高裁平成 22 年 1 月 26 日判決：最高裁判所民事判例集 64 巻 1 号 219 頁.
13) 広島高等裁判所岡山支部平成 22 年 12 月 9 日判決：判例時報 2110 号 47 頁.

コラム マギーズセンターとは

p.116で紹介した「ほっとサロンいだ」ですが，その基本的な部分はイギリスにある「マギーズ・キャンサー・ケアリングセンター（以下，マギーズセンター）」を参考にしています．マギーズセンターとは，当時乳がんで治療をしていた，マギー・K・ジェンクス氏が，「病院では最先端の治療をしてくれるけれども，家族や友人も含めてケアを十分してくれる居場所がない．がん患者のための安息所がほしい」と考え，エジンバラの病院敷地内にその空間を作ったことが始まりです．

（マギーズセンターは）がん患者や家族，医療者などがんに関わる人たちが，がんの種類やステージ，治療に関係なく，予約も必要なくいつでも利用することができます．マギーズセンターに訪れるだけで人は癒され，さまざまな専門的な支援が無料で受けられます．がんに悩む人は，そこで不安をやわらげるカウンセリングや栄養，運動の指導が受けられ，仕事や子育て，助成金や医療制度の活用についてなど生活についても相談することができます．のんびりお茶を飲んだり，本を読んだりするなど自分の好きなように過ごしていてもいいのです．マギーは，そこを第二の我が家と考えました．（中略）マギーズセンターのように，がんと向き合い，対話できる場所が，病院の中ではない街の中にあること．それは本当に画期的なことです．「場」の持つ力は，医療分野のみならず建築分野の専門家の共感も得てきました．
Maggies' Tokyo project Webサイト（http://maggiestokyo.org/）より引用

そして2014年，日本でもマギーズセンターを作ろうという動きが本格化し，2014年11月に行われたクラウドファンディング（ready for！）で，建設のための目標額700万円に対して大きく上回る2200万円以上もの寄付金を集め，当時の ready for！　での寄付金総額 1 位となりました．建築のための土地も確保され，この本が世に出るまでには，日本初のマギーズセンターが誕生しているはずです．

私たちが運営している「ほっとサロンいだ」のような施設は，日本国内に多数あります．それはさながら「スモール・マギー」と呼ばれるような役割を，これからも地域の中で果たしていくかもしれません．でもこれまでは，みんなが手探りで「これがいいかな，あれがいいかな」と運営されていたそれらの施設が，これからは東京のマギーズセンターを規範としていけるということです．せっかく灯ったマギーズセンターの火を消すわけにはいきません．これからも私はマギーズセンターを応援していきたいと思います．

Chapter 08

8章 バーンアウトの「壁」

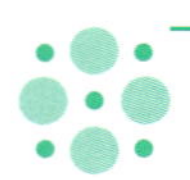

自分のしていることに意味なんかない！

緩和ケアの現場で働いていると，周囲の医療者や見学の学生さん，また非医療職の方々から，必ずと言っていいほど言われることがあります．それは，

「毎日毎日，患者さんが亡くなっていくのを見ていて，つらくないですか」

という質問です．

私が初めてこの質問を受けたときには，緩和ケアの仕事に大きなやりがいを感じていた時期でしたので，むしろ質問を受けてこちらがびっくりしたくらいでした．しかし，そう問われてから改めてスタッフを見ていると，

「いくら頑張ってケアしても，最後には患者さんは亡くなってしまう．自分がしていることの意味がわからない」

といって，現場を去ってしまう方々が少なからずいることに気づきました．

「なるほど，これがいわゆる『バーンアウト』と言われるものね…」

また，現場を去る，まではいかなくても，これまで優秀で一生懸命に患者さんのケアに取り組んでいるように見えていたスタッフが，ある日突然糸が切れたように意欲が低下してしまったり，患者さんに対する細かい気配りができなくなったりという状況はしばしば見受けられました．これもバーンアウトの一症状だとすると，緩和ケアを患者さんや家族に届けていくためには，バーンアウトのマネジメントは結構大きな問題です．

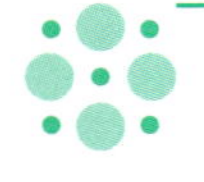

バーンアウトとは

バーンアウトにもいろいろな定義がありますが，最初にバーンアウトを文献の中で紹介したのは，アメリカの精神分析医であるハーバート・フロイデンバーガーと言われています．彼によるとバーンアウトとは「自分が最善と

信じて打ち込んできたことが，まったく期待外れで終わったことでもたらされる疲弊や欲求不満の状態」と定義されています．また，アメリカの心理学者であるクリスティーナ・マスラックの定義では「長期にわたって援助活動を行う過程で，心のエネルギーを過度に要求されたために起こる，心身の消耗と感情の枯渇を主とする症候群」とされており，こちらのほうが緩和ケアの医療職にとってはしっくりくるかもしれません．

その症状としては大きな分類として３つあげられています．

- 情緒的消耗感
- 脱人格化
- 個人的達成感の低下

情緒的消耗感とは，「仕事を通じて，情緒的に力を出し尽くし，消耗してしまった状態」と定義されています．消耗感自体は，スポーツの後の疲労などでも感じることがあるものですが，「情緒的」というのは心のエネルギーがいろいろなストレスで消耗した結果，「情緒的な資源の枯渇」から消耗感を感じる，ということです．死に向き合っている患者さんの援助をすることは，心のエネルギーを大きく消費します．身体的消耗に例えれば，毎日マラソンの走り込みをしているようなものかもしれません．ただ，体の消耗であれば食事をしっかり食べ，ゆっくり休養を取れば次第に治るものですが，情緒的消耗はそれだけではよくならないことも多いのです．心のエネルギーを貯めるプールがそもそも枯渇していますから，単に休むというだけではなく，「心のエネルギーを補う」という作業をしてやらないと，消耗感は回復しない，ということになります．

情緒的に消耗すると，これ以上自分の心のエネルギーを減らさないように，患者さんや家族との間に一定の距離を作りたくなります．つまり，患者さんを「○○さん」という一人の人間として扱うというよりも「××がんの症例①」のように扱うようになる，ということです．そこまで極端ではなくても，「あの患者はアルコール依存のどうしようもない人」とか「自分のことしか言わないわがままな患者」と，わかりやすいラベリングをしてそれ以上の個性を見なくなる，などといった心理も，患者さんと距離を保とうという行動のひとつです．こういった，患者さんや家族を非人間的・無情に扱うようになることを「脱人格化」と呼びます.「脱人格化」の症状としては,他にも「患者さんにやさしくなれない」「細かい気配りが面倒になる」とか「専門的な説明を一方的にする」というのもあります.

こうして,情緒的に消耗し,脱人格化が進むと,それまでは優秀だった人が傍からみても明らかに仕事の質が下がりますので,本人もそれに悩み,仕事での達成感が感じられなくなることで自己否定のスパイラルに陥ってしまいます(個人的達成感の低下).その結果として,仕事に対する意欲は低下し,抑うつ状態になったり,過度の飲酒や過食,不眠などで健康状態を悪化させたり,離職をするということが起きうるわけです.

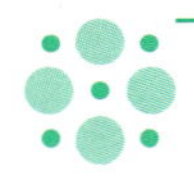

バーンアウトを避けるために

看護師をはじめとした医療職は,患者さんや家族から受ける,苦しみ・不平不満・そして死や喪失,といった精神的ストレスが大きく,その一方で「ひたむきさ」や「他人と深く関わろうとする姿勢」を求められるため,日々の仕事の中で心のエネルギーを多大に消費し,容易にバーンアウトしやすい職種のひとつと言えます.国内の19の急性期病院の302病棟(産科・精神科病棟を除く),7098名の看護師を対象とした質問紙調査では,50%以上の看護師がバーンアウトしている,と報告もされています[1).]

また,これまでの多くの研究から,

- 年齢
- アサーティブネス(問題解決に向けて相手を不愉快にさせることなく折り合いをつけつつ,自己主張できる能力)
- ソーシャルサポート(同僚,先輩,友人や家族等の相談相手を含む)
- 職務満足度
- 仕事の量および質的負担
- 職場の人的環境(医師との関係性や経験豊富な同僚看護師がいるなど)
- 患者さんとの人間関係

JCOPY 498-05716

- 役割ストレス（医師と患者さんの合間での役割の使い分けによる葛藤/患者さんへの援助者・管理者としての役割の使い分けによる葛藤）
- コーピングスタイル

などの要因が，バーンアウトと関連することがわかっています．

仕事の量的負担と関連する研究として，看護師の受け持ち患者が 4 人を越えると，一人増えるごとに看護師のバーンアウト率が 23％上昇するだけではなく，患者さんの死亡率が 7％上昇するという研究もあります[2]．

バーンアウトするリスクの高い人の特性としては，「仕事にのめりこみすぎる（仕事を休まずに頑張りすぎる）」「自分の心のケアをしない」「高い理想をもちすぎている」という，要因の他に，「仕事とプライベートの人格を分けて考えられない」「仕事をすることで自分の足りないものを埋めようとする」という点があります．

「仕事とプライベートの人格を分けて考えられない」については，例えば看護師として，患者さんから苦情や攻撃を受けた場合にその攻撃が「自分自身の人格を攻撃された」と受け取ってしまう，ということです．実際には，看護師として働いているときには，看護師としての「役割」を演じていると言え，それは本人の人間性と重なる部分はあるにせよ，ぴったり一致するものではありません．もちろん，指摘された点について，看護師として反省すべき点があれば反省はすべきですが，そのことで「私はダメな人間だ」と思い悩む必要はないということです．

また，「仕事をすることで自分の足りないものを埋めようとする」については，人生において何らかの満たされないものがある場合に，その空虚感を埋めるために自分を頼ってきた患者さんを利用する，ということです（「共依存」と呼ばれます）．例えば，自分に自信がもてないという場合に，仕事を一生懸命やってうまくいき，患者さんや家族から喜ばれれば，ちょっとした自信につながります．でも，まだまだ満たされなくて，もっと賞賛がほしいからもっと頑張る…となります．場合によっては，患者さんの抱える問題を自分の問題のように抱えてしまい，客観性やバランスを失っても，問題解決のために突っ走ります．しかし，医療現場とくに緩和ケアの現場ではいくら頑張っても必ずしもうまくいくことばかりではありません．うまくいかないことのほうが多いくらいです．頑張って援助をして，少しQOLが改善しても，病状が進行すればまたQOLは下がります．そこで，もっと頑張ればまた少しは持ち直すけどまた悪くなる…の繰り返しです．そして，最後に患者さんの「死」を迎えると，まるで全ての努力が無になってしまったように感じられ，「私はこんなに頑張って援助したのに，何もよくならない，誰も褒めてくれない，私は無力だ」と空虚感ばかりが大きくなり，自信を失い，バーンアウトへつながっていきます．自分の空虚感を仕事で満たすのは，アルコールやドラッグやギャンブルなどでそれを満たそうとするのと本質的には同じで，まず自分の中の共依存の問題に目を向ける必要があるのです．

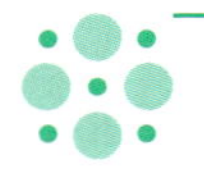

バーンアウトを防ぐのに，患者さんとの間に境界を引く？

さて，では具体的にどうすれば，バーンアウトに陥らずに緩和ケアの現場で長く仕事を続けられるか，というお話に移りましょう．

まず，多くの教科書などで書かれているキーワードは「境界を引く」ということです．何と何に「境界を引く」のか，という点について書かれていることは様々ですが，ここではまず「患者さんや家族は，自分とは違う人間」と境界を引く，ということについて考えてみましょう．

なるほど確かに，バーンアウトのひとつの要因は，患者さん・家族と自分を同一視し，相手の心情や状況にのめりこんでいくこと，というのは確かです．「あの患者さんのことを一番わかっているのは自分だ」と親身になってプライベートの時間まで提供し，苦しみに共感し，患者さんが自分でできることでも代わりにやってあげる，というのを続けていけば，いずれはバーンアウトに陥るかもしれません．それを防ぐために，患者さんや家族と，援助者である自分の間に境界線を引き，相手の状況に巻き込まれないようにしながら「仕事は仕事」と割り切って冷静な視点で関わっていくことが大切だと述べている本もあります．

しかし，この「患者さんや家族と，援助者である自分の間に境界線を引く」ことは，過剰防衛を引き起こすリスクのある方法だと私は思っています．過度の盲目的なのめりこみは危険ですが，それを恐れるあまりに，今度は患者さんの表面的な部分ばかりしか扱わないようになるというリスクです．ただでさえ，最近の病棟では在院日数の短縮化が進められ，患者さんの奥深い心理にまで触れる機会は減ってきています．その状況でなお，自分の心を守り，境界を設けようと医療者側が思っていれば，患者さん側も心を開くことなどありえません．その結果，患者さんが抱える苦しみや哀しみは，だれにも受け止めてもらえないまま，死までの日々を過ごすことになるかもしれないのです．

では，患者さんと自分との境界線を乗り越えつつ，バーンアウトしない方法があるのでしょうか？

そう，それこそが「メタ認知：離見の見」です．

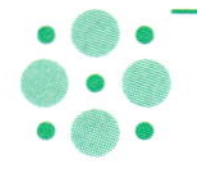

バーンアウトに対処する？ メタ認知：離見の見

メタ認知（metacognition）とは，頭の中にもう一人の「自分」がいて，自分をまるで外から見ているように客観視することです．メタというのは「より高次の」という意味ですので，「認知している自分」をより高次から認知している，ということになります．

その概念は，古代ギリシャ時代のソクラテスの「無知の知」にもみることができます．ギリシャの神々の「この世でソクラテスより知恵のあるひとはいない」という神託をソクラテスが聞いたときに，彼は「私はこの世のことについて何も知らないのに，『私より知恵のあるひとがいない』だって？」という疑念を抱きました．そして，世の中の賢者と呼ばれる人たちを訪れていろいろと尋ねた結果，多くの「賢者」といわれている人たちはソクラテスよりも何も知らないのに，まるで全てを知ったかのように振る舞っているの

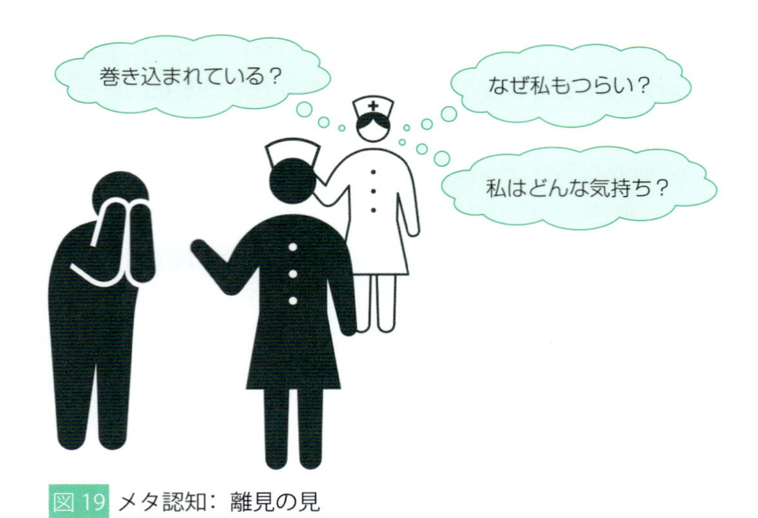

図 19 メタ認知：離見の見

を知り，「私は自分が『何も知らない』ということを知っている」と認知した，というエピソードです．

また日本でも，「初心忘るべからず」の言葉を残した室町時代の能楽師・世阿弥が『花鏡』の中で示した「離見の見」もまた，メタ認知の概念を捉えた言葉と言えます．世阿弥は能（猿楽）の役者ですが，舞台で演じているときに自分が舞いたいように舞っているだけでは，実は客は引いているのに自分は自己満足，ということに陥る可能性があることに気づきました．そこで世阿弥は「離見の見」という言葉で，演じている自分自身の意識とそれを客観的にみる「もう一人の自分」を同時にもて，自分自身は演じることに専心しながらしかも離れて観ている状態をつくっておけ，と説いたのです．

実は p.68 のケースファイルでも，看護師 C さんはこの「離見の見」の手法を使っています．C さんが「巻き込まれている自分を自覚しながら巻き込まれた」と言っているとき，C さんの後ろには「私は巻き込まれているな」「私はどんな気持ちかな」「私もいま『つらい』と思っているけど，この『つらい』はどこからきているのかな」と冷静に自分を見ている自分がいるわけです．これは，患者さんと向き合っているときにも，自分自身は患者さんの心情にどっぷり「寄り添って」いる一方で，自分自身を冷静に観るもう一人の自分がいるのです．

ちなみに，この「メタ認知：離見の見」は，生まれもったセンスとか，超能力みたいなものではなく，意識的に鍛えることができる能力です．

よく考えてみてください．本当は誰しもが無意識下で日常的に，「もう一人の自分」と対話しているはずなのです．例えば，女の子に振られたときに「苦しいなあ」「あのときあんなこと言ったのが悪かったかな」「もう彼女ほどの女性には一生出会えないよ」とか，色々と考えますよね．マンガとかで「心の中の悪魔が…」といって悪いことをしてしまう場面とかがありますが，あれは言うなれば「もう一人の自分」がコントロールできていない，という状態かもしれません．そこで，その思考を進めて「苦しい，苦しいって自分は思ってるけど，なんでこんなに苦しいのかな」「苦しいって思ってたけど，自分で自分を苦しめなくてもいいんじゃない？」「彼女よりいい人はいない，と思ってたけど，それってなんでだろう？　思い込み？」と考えるようになれば，「苦しいと思っている自分」を客観的に外から観る「もう一人の自分」が明らかになってくるのです．

これを医療現場で訓練していくためには，とにかく全てのことを「なんで？」と疑ってみることから始めてみましょう．一番いいのは，患者さんや同僚に何らかのネガティブな感情を抱いたときです．例えば「あの患者さん，毎日わがままばっかりで，私がいくら説明しても病棟のルールを守ってくれないとんでもない人だ」と怒りの感情があったとします．普通なら，「本当に腹立つわ！」と，物に当たって発散したり，周囲の同僚に悪口を言ったり，ヤケ酒を飲んだりしておしまいです．でも，「メタ認知：離見の見」の訓練では，「私があの患者さんに『怒り』をもっているのはなんで？」「そもそも患者さんがそんなにルールを破るのはなんで？」「それに対して私は『従わせたい』と思っているけど，それはなんで？」と考えていきます．それで考えて出てきた答えが合ってるとか間違ってるとかは，とりあえず気にしなくてよく，その「もう一人の自分を見つけて対話するプロセス」こそが大事だと思ってください．

「もう一人の自分」が少しでも意識できるようになれば，患者さんや他の医療職と話をしていくなかで「患者さんの苦しい訴えを聞いた自分は，どんな反応をしているかな」「いま自分が話していることは，自分の立場や感情に支配されていないかな」「エビデンスと経験，科学と感情，どれに比重を置いて話しているかな」というのをモニタリングできるようになります．また，自分を客観的にみられるようになるので「自分にはもしかしたらこんな強みがあるのかもしれない」という気づきを得る機会が増えて，アイデンティティの構築や自己効力感を高めるのにも有効と言えます．

本当は，最初のうちは「メタ認知：離見の見」を指導してくれる人がいるのが理想ではあります．普段「なんで？」と考えない人にとって，あらゆる場面で「なんで？」と考える習慣がそもそもありませんし，基本的には面倒くさいものだからです．私の場合は，医師になってから何人か，この「なんで？」型の指導をしてくれた先生がいらっしゃいました．当時は本当につらかったことを思い出しますが，例えば，

「この患者さんは○○の感染症が疑われるので，××の抗生物質で治療します」

と私が言うと

「へ～，なんで？」

と指導医が言うのです．

「なんで…って，この感染症にはこの抗生剤が効くと思うからです…」

「なんで，それが効くと思うの？　その根拠は？」

「えっと，教科書に書いてありました」

「へー，教科書．どの教科書のどこに書いてあったの？」

「○○という教科書に…」

「その教科書で，この感染症にはこの抗生剤が効くとしていた根拠は何なの？」

「えっと…調べてきます…」

といった具合（アー面倒くさい）．他にも，入院時の検査などで採血検査を一通り出すときに「肝機能一式」とかを入力すればASTやALT，LDHなどがセット入力されますが，そのときに指導医が，

「なんでLDHとってるの？」

と聞いてくるわけです．

「えっ？　いや，『肝機能一式』に入っていたから何となく」

「このLDHを検査したことで，患者さんの処置やアウトカムが何か変わるわけ？」

「いや…，変わりません」

「先生にとっては，電子カルテの前でパソコンのボタンを押せば検査の数字が出てくるかもしれないけど，患者さんは針を刺されて血を抜かれて，看護師さんや検査技師さんの労力や病院資源を使って，それで意味がない検査だったらするもんじゃないね，先生！」

と，まあ叱られたものです．

これは，医師からの指導なので治療や検査に関する「なんで？」ですが，こうして指導医から厳しく指導されていると，自分がやることなすこと全てに「なんで？」の声が聞こえてくるわけです．そうして習慣化すると結果的に，「もう一人の自分」の存在に気づいて対話をする習慣もできてきます．本書をお読みの皆さんは，ぜひ「もう一人の自分」を意識して，「なんで？」を問うことを習慣化してみてください．「メタ認知：離見の見」ができるようになれば，患者さんに共感して寄り添いながらも，心理的バランスを崩してバーンアウトするような状態になるのを予防できるカギになると思います．

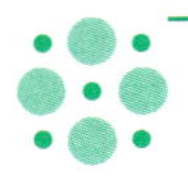

境界を引くのは自分の中に

境界線の話に戻りますが，この「離見の見」を意識するということは，結果的に自分と，もう一人の自分の間に境界を引く（そのことで「もう一人の自分」を浮かび上がらせる）ということに他なりません．つまり，境界線を引くのは，患者さんと自分の間ではなく，自分の中に引くべきなのだと私は考えます．他にも例えば，「医療者としての自分と，自宅での自分」に境界を引く，というのも自分の中に線を引くことです．これをすれば，仮に患者さんや職場の上司から攻撃を受けても，自分の人格全てを攻撃されているわけではない，としてバーンアウトを防ぐことができますし，白衣を脱ぐことでスイッチを切り替えるように，別の自分に還っていくこともできます．他にも自分の時間や責任の中に線を引くこともできます．つまり，「朝の８時から夕の６時までは，患者さんのために使うけれども，その時間を超えたら一切病院のことは考えない！　家族とか，趣味とか，休養とか，そのことだけを考える」と自分の中で線を引くということです．これは，特に医師の場合はチーム医療が整った環境で，自宅では病院から電話はかかってこない，という体制を作らなければ難しい部分もあるかもしれません．でも，患者さんにとって頼れるのは自分（主治医）しかいない，というシステムはバーンアウトの温床ですし，独りよがりの治療になるリスクをもっており，私としてはあまりおすすめできません．是非，管理的な立場にある方々は，この仕事を長く続けられるように，チームで支え合い，特定の人物に仕事が集中しないような体制を作って欲しいと思います．

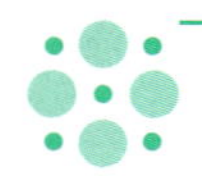

そのほかにできること

「メタ認知：離見の見」ができたとしても，自分が「つらい」と思っていることは認知できて，さらにそのつらさがどこからきているのか，というところまで認識できても，つらさそのもの自体が解消できないことはあります．

なので，そういうときには別のアプローチをとる必要があり，例えば信頼できるチームメンバーや同僚と，情報を共有することもひとつです．時には悪口になったり，愚痴っぽくなったっていいでしょう．自分の中に「つらさ」を抱え込まずに他の人に話すことで解消されることもありますし，自分が気づかなかった視点に気づくことも多々あります．

緩和ケアの現場では，患者さんが亡くなったあとに「デスカンファレンス」を行っているところも多いと思いますが，「デスカンファ」と称して，医師が一方的に患者さんの病歴をレビューして終わっているようなカンファはありませんか？　デスカンファでは，治療のことを中心に話すのではなく，各スタッフが「よくできたこと，つらかったこと，疑問に思っていること」などを中心に話し合い，各スタッフの心のわだかまりを解いていくのを主眼にするように取り計らう必要があります．医師も積極的に「あのときはつらかった」と話して，チームで支えあうことを意識していくことが大切です．

こういった，ストレス対処のアプローチをまとめて「レジリエンス・トレーニング」と呼ぶ向きも，最近話題になってきています．レジリエンス（resilience）とは，心理学の用語で「逆境や不利な状況，強いストレスに直面したときに，心の平衡状態を維持できることができる能力」と定義されています．そのイメージは，逆境におけるストレスを跳ね返す強さ，というよりも，そのときの状況に応じて臨機応変に対応できる柔軟性，というイメージのほうがしっくりくるかもしれません．世界保健機関（WHO）の定める健康の定義とは「身体的，精神的および社会的に完全に良好であることであり，単に病気や病弱ではないことではない」とされていますが，Huber らはこの定義を批判し，健康とは「社会的，身体的，感情的問題に直面したときに，適応し自ら管理する能力」があることと提言しました[3)]．これこそがレジリエンスです．WHO の定義では，がんの患者さんや高齢で自由に活動できない方は「身体的，精神的および社会的に完全に良好」ではないから健康ではないとされてしまいますが，実際にはそういった状態でも「私は元気にやっています」という方もいて，それは Huber の定義でいえば「健康」ということになり，私はこの定義のほうがしっくりくるような気がしています．逆にいえば，この「適応し自ら管理する能力」が損なわれたときが病気であり，私たち医療者がすべきことは，患者さんがこの能力を回復することを治療とケアでサポートしていくことなのでしょう．特に緩和ケアの現場では，この「健康」の定義をよく考えるべきだと思います．

少し話が脱線しましたが，レジリエンスは，これまでお話ししてきたような，「メタ認知：離見の見」を中心に「自己効力感を高めること」「境界線を引くこと」「信頼できるチームメンバーや同僚と，情報を共有して支え合うこと」などを通じて，鍛えていくことができます．ぜひ，バーンアウトに陥らず，この仕事を長く続けていくためにも「壁」を乗り越える力を，身につけて欲しいと思います．

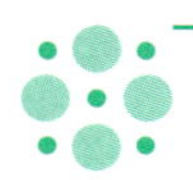

まとめ〜緩和ケアで働く喜び

緩和ケアの現場で働くことには，これまであげてきたことだけではなく，他にもたくさんの「壁」があります．正直，この仕事続けるのがしんどいなーと思うこともあるでしょう．

でも，患者さんが人生を生き切ることのお手伝いができる，そして家族にその姿を伝えることができる，というこの仕事ができることは，本当にありがたいことです．田村恵子さん（京都大学）の言葉を抜粋すると，

> 「＜病＞や＜死＞という人生の不条理から生み出される苦に直面する患者を正面から受け止め，緩和ケアという視点から関わり続けることで，患者自身が次第に＜病＞や＜死＞を深い条理のあるものとして少しずつ受け入れていけるようになる」
>
> 「緩和ケアの実践を通じて感じる“つらさ”の意味を，それぞれの患者が生きる文脈からの“チャレンジ”として変容していくことができた時“つらさ”は深い条理をもつ“つらさ”へと変わっていくことができる．そして，このケアの営みに参加できることそれ自体がチャレンジであり，ここに緩和ケアの魅力があると思っている」[4)]

私は，この「チャレンジ」に満ちた緩和ケアの現場で，たくさんの「壁」にぶつかっても，多くの医療者がその壁の前から先に進めなくなって苦しんだり，踵を返して立ち去ってしまわないように，この本を著すことで「感性の体力」をつけてほしかったのだと思います．安易に，わかりやすい，そして思い込みに基づいた「解」に飛びつかずに考え続けること，そしてコミュニケーションのスキルを高めることが「壁」に向き合う第一歩です．

もちろん，エビデンスに基づいた正しい知識をつけることも大事です．緩和ケアに必要なものは，患者さんにしっかり向き合う姿勢だったり，優しさをもった寄り添う心だったりしますけれども，その背景にはプロフェッショナルとしてしっかりとした知識をもっていなければなりません．それは自信にもつながり，バーンアウトを予防するひとつの方法でもあります．

その知識の上に，これまで本書の中であげてきた言葉を乗せて，自分を育ててください．

大事なことを7つのキーワードにまとめてみます．

- 医療の呪縛
- QOL はリスクを超える
- 患者さんから逃げない
- 色即是空
- 呪いの言葉と希望の意味
- 白衣を脱げ，まちに出よう
- メタ認知：離見の見

これらをもう一度考えてもらい，「正確な知識」と「感性の体力」をつけ，自分自身をプロフェッショナルとして育ててほしいと思います．

緩和ケアにおけるプロフェッショナルとは，知識だけに優れる人でも，心優しく寄り添うだけの人でもなく，

知識や感性に基づく圧倒的に深遠な世界をもちながらも，
患者さんや家族にその威圧感を感じさせずに寄り添うことができる人

だと私は思います．正直，私もまだまだその域には到達できません．でも，いつかはたどり着けるかもしれない，と想いながら，今できる精いっぱいで明日からも診療に臨みたいと思います．皆さんも一緒に，緩和ケアを世の中に染み込ませ，いつでもどこでも意識しなくても，緩和ケアが近くにある世界をつくっていきましょう．

文献

1) Kanai-Pak M, et al. Poor work environments and nurse inexperience are associated with burnout, job dissatisfaction and quality deficits in Japanese hospitals. J Clin Nurs. 2008; 17: 3324-9.
2) Aiken LH, et al. Hospital nurse staffing and patient mortality, nurse burnout, and job dissatisfaction. JAMA. 2002; 288: 1987-93.
3) Huber M, et al. How should we define health? BMJ. 2011; 26 (343): d4163.
4) 田村恵子．緩和ケアで“つらさ”といわれるものをどう考えるか．緩和ケア．2012; 22: 487-90.

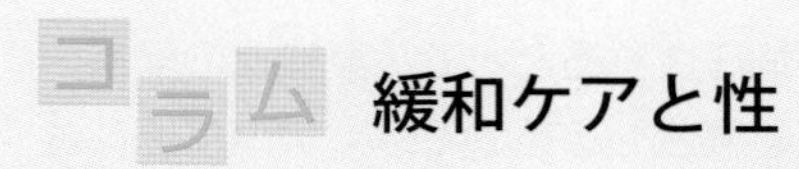

緩和ケアと性

日本においては，患者さん・家族も医療者側も，性の問題をタブー（とまでは言わなくても恥ずかしいもの）とすることが多く，病気を抱えることで性的な問題が生じているにもかかわらず，「夫婦間の問題」として医療者側に問題が認識されないことも多々あると思われます．

例えば，がんの発生部位が生殖器付近であれば直接性生活に影響を与えることもありますし，抗がん剤やホルモン療法の有害事象による好中球減少や口内炎，神経障害など，またホルモンの変化による膣内乾燥や性欲減退なども影響を与えます．また，乳房への手術や抗がん剤による脱毛といったボディーイメージの変化が心理的な抵抗を生むこともあります．オピオイドの使用により視床下部－下垂体－性腺の機能が抑制され，アンドロゲンが低下することで，二次性の性腺機能低下や勃起障害を起こす（Opioid-induced androgen deficiency）ことも知られています[1]．

性の問題は若い患者さんや家族のみの問題ではなく，高齢者にもあてはまります．ジェクス社が行っている「ジャパンセックスサーベイ」[2]では，60 代以上でも 6 割以上の方が少なくとも月に 1 度以上の性行為を行っていると回答しています．しかし，医療者として実際に患者さんの性の問題に直面したとき（例えば「抗がん剤治療中ですけどいつからセックスができますか？」「がんになってから性的に自信がもてない」などの相談を受けたとき），それに対してプロフェッショナルとして自信をもって対応できる医療者がどれくらいいるでしょうか？　多くは，素人同然の知識と自分の経験内でしか対応ができないのではないでしょうか．人によっては「いやらしい」と嫌悪感すら覚えるかもしれません．恥ずかしながら私自身も，患者さんから初めて性的な問題を相談されたときには，びっくりしてしまい，医師として適切な対応ができなかったことを反省しています．

がんなどの病気が進行して，体が衰弱しているからといって，性的な欲求がないと考えるのは一方的ですし，性には，性的役割としての性や，親密性としての性，といった意味合いもあります．患者さん自身も家族も，病気によって性的な部分が抑圧されることで，家族との愛情・関係性すらも失われたように思われる場合もあるのです．実際には，性＝性行為だけではないので，パートナーと抱き合ったり，寄り添って一緒に寝るということだけでも性的な満足感が得られる場合もあるのですが，家族として「こんなことをしたら病状を悪化させるかも」と思っている場合もあるのです．病気によって，自身の身体機能の喪失を自覚し，死を感じながら生きていかなければならないときに，男性・女性という性的役割も喪失し，そのことによって家族との関係性にも空洞が生じていく…といった患者さんの苦しみに思いを馳せなければなりません．

実際にどういうタイミングで性の話をすればよいかというのは難しいですが，患者さんや家族から直接相談を受けることもまれにですがありますし，生活上の問題を聞いていく中で，家では一緒の部屋で休んだりされているのですか？　といった周辺の話から始めて，「(ちょっとお節介なことかもしれませんが）夫婦での生活の中で悩んでいることなどはないですか？」と聞いていっても良いかもしれません．それすらも，ちょっと直接的で心理的な抵抗が強い，という場合には，問診票や入院時のアンケートなどを書いていただく際に，性的な問題についての質問項目を入れておくのもひとつかもしれません．また，そのような直接的な介入でなくても，夫婦でなるべく二人きりの時間を作れるように配慮したりだとか，なるべく自宅で気兼ねなく過ごせるように調整するといったことも大切です．

患者さんや家族は，医療現場では○○病の患者さん（とその家族）として扱われ，性のようなプライベートな問題は覆い隠されてしまうことが多いのですが，医療者はプロフェッショナルとして，性をその方々のQOLに関わる大きな問題と認識し，対応できるよう勉強し，考えていく必要があると思います．

文献

1) Healy S, et al. Opioid-induced androgen deficiency #284. J Palliat Med. 2014; 17: 1278-9.
2) ジェクス．ジャパンセックスサーベイ．2013年版．日本家族計画協会．http://www.jex-inc.net/sexsurvey2013.pdf

あとがき

「『哲学』をひとつのテーマに，これまでにない緩和ケアの教科書を書いてみませんか」
というお話を頂いたときには，
「なぜ私が？」
と思ったものです．

確かに私は，「モトスミがん哲学カフェ」を主宰してはいるものの，「まえがき」でも述べたとおり，哲学についてはかじった程度の知識しかなく，とても人様に向けて哲学をテーマにした本など書けるはずもないと思ったからです．

しかし，現在の緩和ケアを取り巻く環境，その実態と閉塞感，そして患者さんや家族が未だに苦悩を抱えるこの現状を見たときに，私が考え続ける「哲学」が，皆さんにとって少しでも緩和ケアの現場にそびえる「壁」を突破できるカギになればと考えたのです．

実際にいろいろと書いてきて，改まって立ち止まり，考え直さないとならない箇所もたくさんありました．特に「余命の告知」の章と「身体拘束」の章は，何度も書き直し，時には周囲の医療者にいきなり「問い」をぶつけ，まあ迷惑された方もいたでしょう．でも，本書にちりばめられたたくさんの「問い」は，「バーンアウト」の章でも書いた「もう一人の自分」と出会うための訓練のひとつです．ぜひ皆様も，「余命は告知していいのか/よくないのか」「身体拘束は仕方ないのか/絶対にダメなのか」と問いを立て，そのときに起きる「ダメ！」という感情を「どうしていま私は『ダメ！』と思っているのだろうか」と，もう一人の自分に問いかけてみてください．

本書で書かれていることは，本文の中でも書いた通り，あくまで現時点での私の考え方の枠組みに過ぎません．どうぞ大いに賛同し，大いに批判してください．本書の中で２つ３つ「これは共感できるから明日からちょっと見方を変えてみるかな」も最高ですし，「この著者の考え方にはまったく賛同できないけど，逆にもっといい考え方を見つけた」も最高です．私だって，この本が出版されるころに自分がどんな考え方になっているのか，見当もつきません．思想は，多くの影響を受けて変化し続けるもので良いのです．今朝言ったことを夕に変えても全く恥ずかしいことではありません（それが患者さんへの指示だと現場の混乱を招きますが）．

これまでだって，私はいろいろな方の影響を受けて，その思想を変えてきました．高名な哲学者や宗教者の方々はもちろんですが，その機会を与えてくれた，生まれてこの方出会った全ての方たちに感謝します．特に，室蘭時代から出会った多くの看護師さんたちからは「看護ケアとは何か」「プロフェッショナリズムとは何か」という医療・ケア・職業人としての基本的なことをたくさん教わりましたし，中でも川崎市立井田病院での緩和ケアチームのパートナーとして働いてきた，がん看護専門看護師の武見綾子さんには，人間の苦悩と向き合う姿勢，看護技術の力を教えて頂いたことをはじめ，日々のディスカッションを通じて成長の機会を与えて頂いたこと，そして本書に対して直接的な示唆に富む教示を頂いたことに，心から感謝いたします．そして，私をこれまで育ててくださった多くの医師の先生方，特に，小生意気で扱いにくい部下であろう私を，おおらかな心で自由に育ててくださった，川崎市立井田病院かわさき総合ケアセンター所長の宮森正先生には，一生かかっても返しきれない御恩を頂きました．また，直接ご指導頂く機会はありませんでしたが，神戸の新城拓也先生（しんじょう医院）のブログ(http://drpolan.cocolog-nifty.com/)からも大きな影響を受けました．本書の随所に新城先生の主張と似通った部分が見受けられるのはそのためで，私自身の思索を深めるのに，ありがたい言葉をたくさん頂いたと思っております．

そして，本書を企画し，出版まで私を支えてくださいました，中外医学社の鈴木真美子様には，本当にお世話になりました．

最後に，私に宗教的なバックグラウンドを与えてくれた，今は亡き祖父母，そして私をこれまで育ててくださった父母，そして今，私を支えてくれている家族のみんなに，この場を借りて心からの御礼を申し上げます．

本書が，皆様にとって少しでも「考えるきっかけ」になりますように．そして，一日でも早く「緩和ケア」と呼ばれるものがこの世の中に広まっていきますように．

[著者情報]

西　智弘（にし　ともひろ）

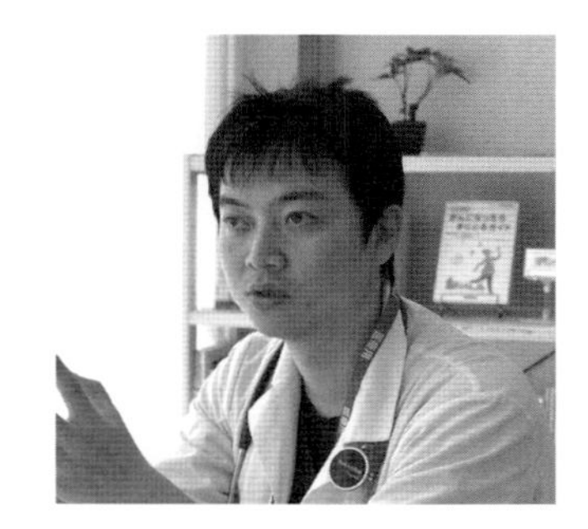

川崎市立井田病院 かわさき総合ケアセンター
腫瘍内科/緩和ケア内科

2005年北海道大学卒．室蘭日鋼記念病院で家庭医療を中心に初期研修後，川崎市立井田病院で総合内科/緩和ケアを研修．その後2009年から栃木県立がんセンターにて腫瘍内科を研修．2012年から現職．現在，腫瘍内科の業務を中心に，緩和ケアチーム，在宅医療にも関わる．日本臨床腫瘍学会がん薬物療法専門医．

緩和ケアの壁にぶつかったら読む本 ©

発　行　2016年 2 月25日　1版1刷
　　　　2017年10月25日　1版2刷

著　者　西　智弘

発行者　株式会社　中外医学社
　　　　代表取締役　青木　滋

〒162-0805　東京都新宿区矢来町62
電　話　(03)3268-2701(代)
振替口座　00190-1-98814番

印刷・製本/三和印刷（株）　<MS・HO>
ISBN978-4-498-05716-6　Printed in Japan